肩关节分型与评分

Classifications and Scores of the Shoulder

原　著　Peter Habermeyer
　　　　Petra Magosch
　　　　Sven Lichtenberg

主　审　扶世杰　唐康来

主　译　汪国友　周兵华

副主译　暴丁溯　张　磊　吴晓明
　　　　程　序　陈建海

U0197005

北京大学医学出版社

JIANGUANJIE FENXING YU PINGFEN

图书在版编目（CIP）数据

肩关节分型与评分 /（德）彼得·哈博迈尔（Peter Habermeyer），
（德）佩特拉·马戈施（Petra Magosch），（德）斯文·利希滕贝格
（Sven Lichtenberg）原著；汪国友，周兵华主译 . —北京：北京大
学医学出版社，2024.1

书名原文：Classifications and Scores of the Shoulder

ISBN 978-7-5659-3024-9

Ⅰ. ①肩… Ⅱ. ①彼… ②佩… ③斯… ④汪… ⑤周… Ⅲ. ①肩
关节 – 关节疾病 – 诊疗 Ⅳ. ① R684

中国国家版本馆 CIP 数据核字（2023）第 204148 号

北京市版权局著作权合同登记号：图字：01-2023-2203

First published in English under the title
Classifications and Scores of the Shoulder
by Peter Habermeyer, Petra Magosch and Sven Lichtenberg
Copyright © Springer-Verlag Berlin Heidelberg, 2006
This edition has been translated and published under licence from
Springer-Verlag GmbH, part of Springer Nature.

Simplified Chinese translation Copyright © 2024 by Peking University Medical Press.
All Rights Reserved.

肩关节分型与评分

主　　译：汪国友　周兵华

出版发行：北京大学医学出版社

地　　址：（100191）北京市海淀区学院路 38 号　北京大学医学部院内

电　　话：发行部 010-82802230；图书邮购 010-82802495

网　　址：http://www.pumpress.com.cn

E-mail：booksale@bjmu.edu.cn

印　　刷：北京信彩瑞禾印刷厂

经　　销：新华书店

策划编辑：冯智勇

责任编辑：张李娜　　责任校对：靳新强　　责任印制：李　啸

开　　本：889 mm×1194 mm　1/32　印张：8.625　字数：234 千字

版　　次：2024 年 1 月第 1 版　2024 年 1 月第 1 次印刷

书　　号：ISBN 978-7-5659-3024-9

定　　价：80.00 元

译者名单

主　审　扶世杰　唐康来

主　译　汪国友　周兵华

副主译　暴丁溯　张　磊　吴晓明　程　序　陈建海

译　者（按姓名汉语拼音排序）

敖　亮　西南医科大学附属中医医院

暴丁溯　西南医科大学附属中医医院

陈　虹　重庆医科大学附属第一医院

陈疾忤　上海市第一人民医院

陈建海　北京大学人民医院

程　序　北京大学第三医院

邓　凯　西南医科大学附属中医医院

扶世杰　西南医科大学附属中医医院

关钛元　西南医科大学附属中医医院

郝　琦　西南医科大学附属中医医院

何震明　北京大学第三医院

刘　刚　西南医科大学附属中医医院

刘　洋　西南医科大学附属中医医院

覃　波　西南医科大学附属中医医院

权　炼　西南医科大学附属中医医院

沈骅睿　西南医科大学附属中医医院

唐康来　陆军军医大学第一附属医院

汪国友　西南医科大学附属中医医院

王立胜　西南医科大学附属中医医院

吴晓明　上海市第一人民医院

杨　睿　中山大学孙逸仙纪念医院

曾胜强　西南医科大学附属中医医院
张　磊　西南医科大学附属中医医院
张　涛　西南医科大学附属中医医院
周兵华　陆军军医大学第一附属医院
周　鑫　西南医科大学附属中医医院

译者前言

肩关节外科是骨科学的一个重要分支，随着健康中国理念的推广和中国人口老龄化趋势的加剧，肩关节外科越来越受到重视。国外肩关节外科起步比较早，有近百年的历史，而且有着明显的专业化发展趋势。肩关节外科专业化的发展带动了运动医学技术、创伤技术、关节置换等技术在肩关节外科领域的深度融汇、创新与发展，使得肩关节外科近年来成为国际骨科领域的热点。

国内肩关节外科近 20 年来，在骨科前辈努力的基础上，发展势头迅猛，学术讨论活跃。由于疗效的提高，功能至上越来越受到国内广大患者的接受。但是由于前期基础薄弱，国内的肩关节外科水平与国外还有较大差距。如何打牢基础是弥补与国外先进水平差距的重要途径。

20 年前，当我在 ATOS 医院跟随国际肩关节大师、德国肩关节外科的创始人 Peter Habermeyer 教授学习时，对肩关节相关分型和评分进行了系统学习和一些资料整理。其著作《肩关节分型与评分》（*Classifications and Scores of the Shoulder*）出版后，该医院的年轻医师人手一本，方便了对患者的诊断以及病案讨论。推荐本书作为肩关节外科医生的口袋工具书，因为提高对肩关节解剖、生理、病理的认识是提高诊疗水平的捷径，而且也可以借这本书，了解对肩关节认识的历史沿革、方法路径，为我们在此基础上进一步提高打下坚实的基础。

借此书，向 Peter Habermeyer 教授致敬。他是国际著名的肩关节外科专家，德国肩关节外科专科化的开拓者，1984 年在慕尼黑大学外科医院开设了第一个肩关节专科门诊，曾担任欧洲肩肘关节学会执行委员、第 17 届欧洲肩肘关节学会主席、德国肩肘关节学会主席等职，有着高超的临床和学术造诣。

由于翻译水平有限，书中疏漏、错误在所难免，请广大专家及读者给予批评指正，我们将在今后的工作中持续改进。

扶世杰教授

原著前言

当打开这本参考书时，你可能会惊讶地发现，整个纲要涉及了丰富的肩关节分型和评分——甚至还未包括所有的分型。这就说明了为什么需要出版这本书。编者的目的是为那些肩关节科研和临床工作者提供一套原始研究资料和简单的方法来找到想要的信息。

肩关节分型可以作为明确严重程度和预后的基础，随后就可以制订治疗方案和步骤。评分的目的是评估理想的治疗方案和衡量治疗效果。结合循证医学，分型和评分是可测量的和可重复的工具，有助于验证我们医疗工作的质量。

在内容方面，我们严格遵循原始文章和原始插图，没有增加自己的评价和演绎，仅修改了质量差的插图。这些分型是按照形态学排列的。当遇到重要分型时，我们还增加了形态学以外，例如放射学领域的分型。本纲要的纳入标准是一些具有探索性或代表性的基础或临床研究。

感谢所有作者许可并积极协助我们发表他们的分型和评分系统。我们感谢任何建议、想法和批评，并希望读者理解该版本不能将所有分型纳入其中。

感谢 Springer，尤其是 Gabriele Schröder 和 Irmela Bohn 两位对我们的项目和手稿排版的支持。

我们希望本书对临床工作大有用处，并激发进一步的研究。

Peter Habermeyer 等
2006 年 4 月于海德堡

特别说明

以下角标适用于全书:

* 仅通过探索性研究验证
** 通过探索性和代表性研究验证

目　录

1 肩峰和肩胛冈

1.1 肩峰形态 Bigliani 分型 [1, 9, 11] *

该研究纳入 71 具尸体（52% 为男性，48% 为女性），共计 140 个肩关节标本，以确定肩峰的形态与肩袖全层损伤的关系，尸体的平均年龄是 74.4 岁（51 ～ 97 岁）。

肩袖全层损伤的发病率在老年人群中为 34%。在本研究中，24% 的肩袖损伤为全层损伤。

沿肩胛冈长轴拍摄肩关节侧位片，以便测量肩峰的前倾角。确定了三种不同类型的肩峰形态（图 1A ～ C）。

- **Ⅰ型**：扁平型（17.1%）
  前倾角：13.1°
  肩袖全层损伤率：3.0%
- **Ⅱ型**：弧型（42.9%）
  前倾角：29.9°
  肩袖全层损伤率：24.2%
- **Ⅲ型**：钩型（39.3%）
  前倾角：26.9°
  肩袖全层损伤率：69.8%

此外，肩峰前骨刺的形成在本研究中达 14.2%，其中 70% 见于肩袖损伤患者。区分骨刺和肩峰原始形态的变异很重要，骨刺可能是获得性的。

1

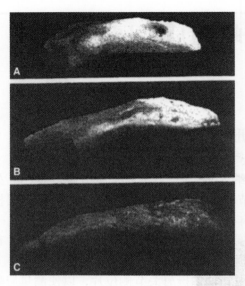

图1 A. Ⅰ型肩峰：扁平型。B. Ⅱ型肩峰：弧型。C. Ⅲ型肩峰：钩型

1.2 肩峰形态 Epstein 斜矢状位 MRI 分型[36]*

肩峰形态分型见图2。

- **Ⅰ型**：扁平型
- **Ⅱ型**：平弧型
- **Ⅲ型**：钩型

斜矢状位 T2 加权像或快速自旋回波图像是与冈上肌长轴成90°角，并通过该长轴获得的局部影像。肩峰是根据在肩锁关节外侧获得的肩峰影像来进行分型。这一图像显示出了肩峰最大的纵向长度，该层面刚好位于或超出喙突尖。有时很难区分2型和3型肩峰。如果弧型或者钩型的顶点在肩峰中1/3的部分，则被认为是2型肩峰。如果弧型或者钩型的顶点在肩峰前1/3的部分，则被认为是3型肩峰。

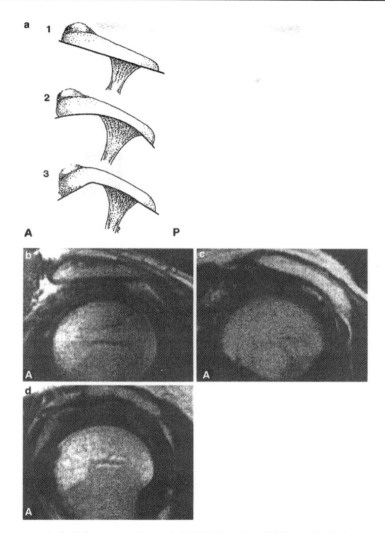

图 2　**a**. 肩峰形态的 MRI 分型。如图所示为三种肩峰形态：扁平型（1 型）、平弧型（2 型）和钩型（3 型）。**b**. 斜矢状位 MRI 示扁平型（1 型）肩峰。**c**. 斜矢状位 MRI 示平弧型（2 型）肩峰。**d**. 斜矢状位 MRI 示钩型（3 型）肩峰。A，前侧；P，后侧[36]

1.3　肩峰骨骺未闭 Liberson 分型 [77, 90] *

Liberson[77] 回顾性随机选择了 1800 个肩部 X 线片，发现了 21 个典型的和 4 个非典型的肩峰骨骺未闭病例，发病率为 1.4%，其中双侧病变占 62%。

骨骺未闭的定义：当一个骨化中心与其相邻的骨化中心未能连接时，产生的骨骺分离则为肩峰骨骺未闭。图 3 展示了未能连接的肩峰的四种分型：

- **Ⅰ型**：最常见的骨骺未闭发生在中肩峰骨骺和后肩峰骨骺之间（典型的肩峰骨骺未闭）。
- **Ⅱ型**：骨骺未闭发生在前肩峰骨骺与中肩峰骨骺之间（非典型）。
- **Ⅲ型**：骨骺未闭发生在前中及中后肩峰骨骺之间（非典型）。
- **Ⅳ型**：骨骺未闭发生在前中、中后，以及后肩峰骨骺和基底肩峰骨骺之间（非典型）。

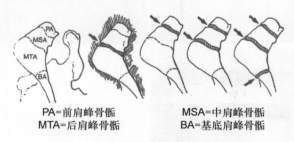

PA=前肩峰骨骺　　　　　　MSA=中肩峰骨骺
MTA=后肩峰骨骺　　　　　　BA=基底肩峰骨骺

图 3　肩峰骨骺未闭 Liberson 分型

1.4　肩胛上切迹 Rengachary 分型 [110] *

Rengachary 等[110] 在 211 个成人尸体标本中发现了肩胛上切迹的 6 种基本分型。

- **Ⅰ型（无切迹）**：整个肩胛骨上缘显示从肩胛骨内侧上角到喙突基底部的宽凹陷，相对出现率为 8%。

- **Ⅱ型**：宽而钝的"V"形切迹占据了肩胛骨上缘的近 1/3，切迹最宽处位于肩胛骨上缘，相对出现率为 31%。
- **Ⅲ型**：切迹对称，呈"U"形，边缘平行，相对出现率为 48%。
- **Ⅳ型**：切迹很小，呈"V"形。切迹附近常可见肩胛上神经骨性印痕的浅槽。相对出现率为 3%。
- **Ⅴ型**：该型与Ⅲ型（"U"形）非常相似，韧带内侧部分骨化，沿肩胛骨上缘形成直径极小的切迹。相对出现率为 6%。
- **Ⅵ型**：韧带完全骨化，形成一个大小不一的骨孔，位于喙突基底部内侧下方。相对出现率为 4%。

虽然大多数肩胛骨能简单划分为以上六种类型，但偶尔存在过渡类型。此外，在给定的类型中还存在着很多微小的变异。

过渡类型常常出现在Ⅱ型、Ⅲ型和Ⅳ型之间。

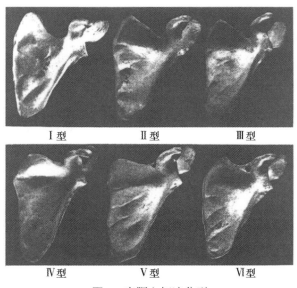

图 4　肩胛上切迹分型

（刘刚　译　陈建海　校）

2 肩峰下间隙

2.1 肩峰下撞击 Neer 分期[97] *

1 期：水肿和出血

- 典型原因是过度的过肩运动。
- 典型年龄：< 25 岁。
- 鉴别诊断：半脱位，肩锁关节炎。
- 临床特点：可逆转。
- 治疗策略：保守治疗。

2 期：纤维化和肌腱炎

- 典型年龄：25 ～ 40 岁。
- 鉴别诊断：冻结肩，钙化性肌腱炎。
- 临床特点：呈现出反复的活动后疼痛。
- 治疗策略：可以考虑进行滑膜清理，喙肩韧带松解术。

3 期：骨赘和肌腱撕裂

- 典型年龄：> 40 岁。
- 鉴别诊断：颈椎神经根炎症、肿瘤。
- 临床特点：进行性功能丧失。
- 治疗策略：肩峰前方成型术，肩袖修补术。

2.2　运动员肩峰下撞击 Jobe 分期[65]

- **1 期：**
  肌腱炎，通常发生在冈上肌腱或肱二头肌长头肌腱。
- **2 期：**
  肌腱**层间撕裂**。
- **3 期：**
  肩袖＜ **1 cm 撕裂**。
- **4 期：**
  肩袖≥ 1 cm 撕裂。

（刘刚　译　陈建海　校）

3 肩袖钙化性肌腱炎分型

3.1 钙化性肌腱炎 Uhthoff 分期 [130] *

作者区分了退行性钙化和钙化性肌腱病。退行性钙化的发病率随年龄增长而增加，而钙化性肌腱炎的发病率在 50 岁达到高峰。此外，退行性疾病不会有自愈的可能。而且，退行性钙化和钙化性肌腱病的组织学和显微结构特征有很大差异。

作者提出，该疾病的演变可以分为三个不同的阶段（图 5）。

1. 钙化前期

易钙化部位发生纤维软骨转化。腱细胞向软骨细胞化生，可

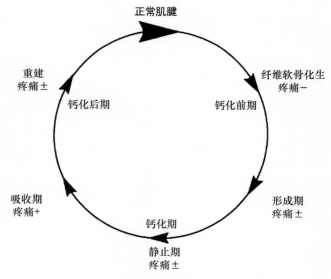

图 5　钙化性肌腱炎的进展阶段

见异染现象，表明有蛋白多糖形成。

2. 钙化期

钙化期又被细分为：

− 形成期

在形成期，钙盐结晶主要沉积在基质囊泡中，后者合并形成大的钙化灶。如果患者在这一阶段接受手术，钙化灶呈粉笔样，必须挖出。钙化灶之间的纤维软骨隔膜一般没有血管。其 Ⅱ 型胶原（纤维软骨组成成分）染色也不一定都呈阳性。这些纤维软骨隔膜逐渐被增大的钙化灶所侵蚀。

疼痛是慢性的，甚至没有疼痛。

影像学表现：钙化灶致密，边界清晰且均质。

− 静止期

在静止期，纤维胶原组织包绕钙化灶。该组织的存在表明此部位的钙盐沉积已结束。

− 吸收期

在吸收期，经过病程中一段可长可短的不活跃期后，病灶周围出现薄壁血管，预示钙化灶的自发吸收。此后不久，巨噬细胞和多核巨细胞包围钙化灶，并将其吞噬及清除。如在这一阶段进行手术，可见钙化灶为一种厚厚的、奶油状或牙膏状且具有一定张力的物质。

以急性疼痛为特征。

影像学表现：钙化灶松软，呈云雾状，边界不清，密度不均匀。

只有在吸收期，钙化灶才会破裂进入滑囊内，因为其在吸收期呈牙膏状或奶油状。X 线片显示在钙化灶表面有新月形的高密度区。

3. 钙化后期

在钙吸收的同时，含有幼稚成纤维细胞和新生血管的肉芽组织开始重塑钙化灶所占空间。这些部位的Ⅲ型胶原染色呈阳性。随着瘢痕的成熟，成纤维细胞和胶原蛋白最终沿着肌腱的长轴排列。在此重塑过程中，Ⅲ型胶原被Ⅰ型胶原所取代。

值得注意的是，在一个患者体内并不是所有的钙化灶都处于相同的进展阶段。然而一般而言，以某一个阶段占主导地位。沉积物的形态特征可从纤维软骨样组织到异物肉芽肿组织不等。

3.2 肩关节钙化性肌腱炎 Gärtner 和 Heyer 放射学分期 [43] * （图6）

Ⅰ型

– 钙化灶边界清晰，致密。
– 形成期。

Ⅱ型：混合型

– 边界清晰，半透明，云雾状，致密。
– 在 6 ～ 12 周后进行第二次 X 线检查，可进行分期。

Ⅲ型

– 云雾状，半透明，边界不清。
– 吸收期。

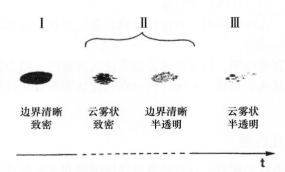

图6 钙化性肌腱炎自发吸收过程的钙化灶影像表现

10

3.3　钙化灶 Bosworth 放射学分型 [16] *

- **大**：最大处长度超过 1.5 cm。
- **中**：介于大和小之间。
- **小**：在透视检查中几乎看不到。

3.4　肩袖钙化性肌腱炎 Molé 影像学形态分型 [85]

- **A 型钙化**：致密、均质、边界清晰。
- **B 型钙化**：致密、分隔、边界清晰。
- **C 型钙化**：不均质、锯齿状轮廓。
- **D 型钙化**：肩袖止点处萎缩性钙化（致密、体积小，与肱骨结节连续）。

（刘洋　译　陈虹　校）

4 冻结肩分型

4.1 冻结肩 Lundberg 分型 [81]

A) 原发性冻结肩

原发性冻结肩定义如下：

a) 肩关节外展活动范围 ≤ 135°。

b) 活动范围受限位于盂肱关节。

c) 在病史、临床或放射学检查中均未发现可以解释活动范围减少的原因；如有创伤后疾病、类风湿关节炎、骨关节炎、偏瘫及其他更明显疾病，则需排除。

B) 继发性冻结肩

肩关节活动范围减少，但发生于创伤后。相关损伤为肩关节区域软组织的损伤，包括关节内、关节周围骨折以及上肢的其他骨折。

4.2 冻结肩 Reeves 分期 [109]

三个连续阶段：

■ **1 期：疼痛期**

持续时间：10 ～ 36 周。

无性别差异。

患病与优势侧和非优势侧肢体无关。

与年龄无关。

在早期阶段，麻醉状态下可全范围活动。

- **2 期：僵硬期**
  持续时间：4 ~ 12 个月。
  活动范围无改善。
- **3 期：缓解期**
  持续时间：5 ~ 26 个月。
  活动范围自发恢复。
  首先外旋逐渐恢复，然后外展和内旋逐渐恢复。

较短的缓解期与之前较短的疼痛期相关，而较长的缓解期通常与较长的疼痛期有关。

僵硬期通常与缓解期的持续时间有关：僵硬期时间越长，缓解期就越长。

4.3　粘连性关节囊炎 Neviaser 关节镜下分期 [103]

粘连性关节囊炎是一种特殊病变，关节镜下表现包括四个可识别的阶段。

- **1 期**，患者通常表现为撞击综合征的体征和症状。活动范围通常很少受限，这种情况会误导医生，使他们相信这种活动范围减少和疼痛是由肩袖肌腱炎引起（撞击征）。撞击综合征的常规治疗失败，通常会使医生考虑进行肩峰减压术。如果进行减压术，恢复过程将显著延长，关节囊结构不但将经历粘连性关节囊炎的所有阶段，还要叠加上肩峰减压术的术后恢复过程。减压操作前的关节镜检可见滑膜上有红斑状纤维血管翳，最常见于关节囊袋内及其周围。
- **2 期**，滑膜呈红色、充血增厚，关节盂和肱骨头之间有粘连形成。肱骨头和关节盂之间的正常间隙以及肱骨头和二头肌腱之间的间隙完全消失。最明显的体征是所有方向活动范围严重受限及各向活动时的疼痛。

- **3 期**，滑膜呈淡红色，滑膜炎症较 2 期减轻，但关节腔体积较正常至少缩小一半。即使在牵引状态下，肱骨头仍然牢牢地压在关节盂和二头肌腱上。

- **4 期**，滑膜炎消失，然而关节囊严重缩窄，活动受限最为明显。像 2 期和 3 期一样，肱骨头仍然挤压在关节盂和二头肌腱上。

（暴丁溯　刘洋　译　陈虹　校）

5 肩袖撕裂分型

5.1 肩袖损伤 Patte 分型 [107]

1）损伤的大小（见 5.6）。
2）损伤的矢状面观。
3）损伤的冠状面观。
4）损伤肌腱的肌肉状况。
5）肱二头肌长头腱的状态。

肩袖损伤矢状面观的 Patte 分型 [107]（图 7）

- **节段 1：**肩胛下肌损伤。
- **节段 2：**喙肱韧带损伤。
- **节段 3：**单纯冈上肌损伤。

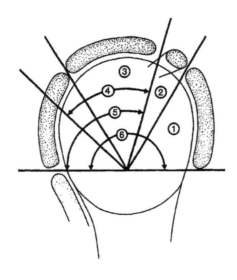

图 7　矢状面的损伤形态评估。根据损伤的位置和大小可分为 6 个节段：前上损伤（节段 1～3），上方损伤（节段 2、3），后上损伤（节段 4、5），全肩袖损伤（节段 6）

- **节段 4**：整个冈上肌和一半冈下肌损伤。
- **节段 5**：冈上肌和冈下肌损伤。
- **节段 6**：肩胛下肌、冈上肌和冈下肌损伤。

上述评估有助于认识解剖-临床相关性以及正确选择手术方法与技术。肩袖前方的损伤疼痛比较明显，而后方损伤更可能影响肩关节功能。在矢状面上，从肩胛下肌到冈下肌，肩袖可分为以下几个节段：

节段 1：单纯的肩胛下肌损伤在退变性肩袖撕裂中很少见，常见于外伤性撕脱损伤，并多伴有肱二头肌长头腱内侧脱位。

节段 2：单纯的喙肱韧带损伤由外伤导致，不会导致肩袖损伤。

节段 3：冈上肌损伤常常同时累及其他节段。当节段 2、3 同时出现损伤时被称为肩袖上方损伤。节段 1、2、3 同时损伤即形成肩袖前上损伤。

节段 4、5：由于修复困难，节段 4（冈上肌和冈下肌的上半部分）与节段 5（冈上肌和全部冈下肌）损伤值得特别关注。

节段 6：全肩袖损伤包括肩胛下肌、冈上肌和冈下肌损伤。继发性肩关节骨关节炎最常见于这类患者。

5.2　肩袖损伤矢状面观 Habermeyer 分型[51, 53]（图 8）

- **A 区**：肩袖前方损伤
  损伤包括肩胛下肌腱、肩袖间隙和肱二头肌长头腱。
- **B 区**：肩袖中部上方损伤
  损伤局限于冈上肌腱中央区域。
- **C 区**：肩袖后方损伤
  包括冈下肌和小圆肌腱损伤。
肩胛冈的延长线将 B 区与 C 区分开。

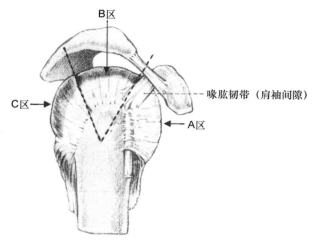

图 8　肩袖病变的位置分类[51, 53]

5.3　关节镜下肩袖部分损伤 Ellman 分型[32]

　　作者指出，所有层厚的肩袖损伤都可以归类为 Ellman 的 Ⅰ～Ⅲ级肩袖损伤（根据 Neer 的撞击理论[97]），其亚型包括了肩袖部分和全层损伤（表 1）。

　　肩袖部分损伤分型（图 9[34]）是基于损伤累及部位以及损伤厚度进行分级。肩袖正常厚度为 10～12 mm。

- **1 级**损伤（损伤厚度＜3 mm）相对较小，但可以确定存在明确撕裂的肌腱纤维。关节囊侧的浅表磨损不属于肩袖损伤。

- **2 级**损伤（损伤厚度达 3～6 mm）延伸到肩袖肌腱实质内，但不超过肌腱厚度的 1/2。

- **3 级**损伤的厚度＞6 mm，超过肩袖厚度的一半，肩袖连续性几乎消失。

　　可以使用 3 mm 弯头的关节镜探针或某个直径的刨削头来测量损伤大小。除了损伤肩袖的厚度，还需要评估损伤的底部和宽度，这些可以明确撕裂程度。

表 1 肩袖损伤的 I ～ III 级亚型

位置	分级	缺损区域
肩袖部分损伤 [a]		
A. 关节面	1：厚度＜ 3 mm	撕裂底部 × 最大回缩＝ mm²
B. 滑囊面	2：厚度 3 ～ 6 mm	
C. 肌腱内	3：厚度＞ 6 mm	
肩袖全层损伤		
A. 冈上肌	1：小，＜ 2 cm	撕裂底部 × 最大回缩＝ cm²
B. 冈下肌	2：大，2 ～ 4 cm	
C. 小圆肌	3：巨大，＞ 5 cm	
D. 肩胛下肌	4：肩袖撕裂关节病	

[a] 撕裂肌肉

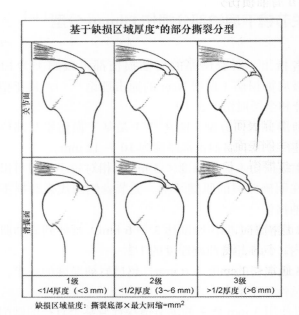

图 9 肩袖部分损伤的 Ellman 分型

Ellman 分型对于全层撕裂的描述与传统方式有所区别，使用特定的分级替代了小撕裂或大撕裂等的描述，还增加了包括肩袖撕裂关节病的四级撕裂。根据 Neer 的定义，肩袖撕裂关节病包括巨大肩袖撕裂并伴有肱骨头塌陷、慢性滑膜炎和关节囊松弛等病理变化。肩袖撕裂总面积的估计值是通过将撕裂底部的长度乘以最大回缩距离来计算，以平方毫米或平方厘米为单位。Ellman 分型定义了肩袖损伤的位置和范围，有助于比较各种研究的结果。

5.4 关节镜下肩袖损伤 Snyder 分型 [南加州骨科学院（SCOI）肩袖损伤分型系统] [121]

SCOI 肩袖损伤分型系统是一种简单的描述性方案，它使用字母和数字来指代肌腱的病理状况。大写字母表示撕裂位置：A 表示关节侧部分损伤，B 表示滑囊侧部分损伤，C 表示全层损伤。肩袖损伤的程度用 0 到 Ⅳ 分级。

撕裂的位置

A. 关节侧表面。

B. 滑囊侧表面。

C. 全层撕裂，连通 A 侧和 B 侧。

撕裂的严重程度（A 和 B 部分撕裂）

0　正常肩袖，具有光滑的滑膜和滑囊覆盖。

Ⅰ　微小的、浅表的滑囊或滑膜刺激，小而局限的轻微关节囊磨损；通常＜ 1 cm。

Ⅱ　除了滑膜、滑囊或关节囊损伤外，还有一些肩袖纤维的实际磨损和撕裂；通常＜ 2 cm。

Ⅲ　更严重的肩袖损伤，包括肌腱纤维的磨损和断裂，常累及肩袖肌腱的整个表面（最常见的是冈上肌）；通常＜ 3 cm。

Ⅳ　非常严重的肩袖部分撕裂，除了肌腱组织的磨损和撕裂外，还包含大的瓣状撕裂，通常累及不止一个肌腱。

关节侧冈上肌腱部分撕裂（PASTA）是 A-Ⅲ 或 A-Ⅳ 撕裂。

肩袖全层撕裂（C）的分型

CⅠ　小的全层撕裂，如刺伤。

CⅡ　中度撕裂（通常＜2 cm），仅累及一个肩袖肌腱，断端没有回缩。

CⅢ　累及整个肌腱的大的全层撕裂，撕裂缘的回缩很小；撕裂大小通常为 3 ～ 4 cm。

CⅣ　巨大的肩袖撕裂，累及两个或多个肩袖肌腱，通常伴有回缩和肌腱残端的瘢痕，撕裂多为"L"形。CⅣ分型也可命名为不可修复撕裂，表示没有直接修复的可能。

5.5　肩袖全层撕裂 Cofield 分型 [21]

- 小撕裂包括单纯的冈上肌撕裂或撕脱。
- 中等撕裂指撕裂口最大直径小于 3 cm。
- 大撕裂指撕裂口最大直径达 3 ～ 5 cm。
- 巨大撕裂指撕裂口最大直径超过 5 cm。

5.6　肩袖全层撕裂 Bateman 分型 [7]

- **1 级**：清理无血供撕裂缘后，肩袖撕裂最大直径小于 1 cm。
- **2 级**：清理无血供撕裂缘后，肩袖撕裂最大直径为 1 ～ 3 cm。
- **3 级**：肩袖撕裂小于等于 5 cm。
- **4 级**：全部肩袖撕裂，很少或没有肩袖残留。

5.7 肩袖撕裂程度 Patte 分型 [107]

根据撕裂肩袖足印区的大小（以厘米为单位）评估撕裂程度。撕裂按大小分为小、中、大三组，出现肱骨头继发性骨关节炎的第四组（常常伴有肱骨头半脱位）应该单独分析。

- Ⅰ组：矢状面上，在骨性撕脱处，直径小于 1 cm 的部分或全层撕裂。
  a. 深层，部分撕裂。
  b. 浅表撕裂。
  c. 小的全层撕裂。
- Ⅱ组：累及整个冈上肌的全层撕裂。
- Ⅲ组：累及一个以上肌腱的全层撕裂。
- Ⅳ组：伴有继发性骨关节炎的巨大撕裂。

第Ⅰ组：小于 1 cm 的部分撕裂和全层撕裂。在不完全撕裂时，残存的肩袖结构仍具有密封性。不累及肌腱整个宽度的全层撕裂不会产生明显的力学性能下降。主要症状是疼痛，可能会导致功能下降。通常不需要手术。以消除肩峰下撞击为目标的物理治疗通常可以明显缓解疼痛。必要时，可以进行肌腱缝合或重塑肌腱的骨性附着。但修复前必须清理坏死组织。

有以下三种类型的病变：

1）手术过程中最常观察到的病变是位于肌腱远端的深层撕裂，其特征是纤维软骨区的分离。62% 的病变有外伤史。当关节侧的部分撕裂发生在骨附着处附近的特定区域时，可以通过关节造影进行诊断。它们继发于血供不足导致的肌腱退变。这些部分撕裂的愈合可能性很低，需要密切随访。

2）部分浅表撕裂，关节造影无法发现，可以通过肩峰下关节镜检查或手术时评估。这些撕裂发生率低于某些手术研究的报道。此类撕裂因为血供充足，具有良好的预后。

3）第三种是冈上肌全层撕裂，足印区撕裂口小于 1 cm，且不累及整个肌腱的宽度。

第 II 组： 肩袖全层撕裂，通常仅限于冈上肌。矢状面上测量的撕裂肩袖足印区大小约为 2 cm。撕裂可能累及止于大结节的喙肱韧带纤维束。尽管损伤的冈上肌后方内部坏死可能导致冈下肌实质内损伤，但冈下肌是完整的。

第 III 组： 肩袖大撕裂，不仅累及冈上肌，通常还伴有冈下肌撕裂，有时还累及肩胛下肌。如果将残端的坏死部分计入撕裂口，综合评估肩袖在矢状面（4 cm 或更大）和冠状面的缺损，几乎等于肩袖完全缺失。因而，肱骨头向前上方移位，撞击喙肩弓。这类肩袖撕裂很严重，需要早期手术治疗。

第 IV 组： 该组除了肩袖巨大撕裂以外，还存在肱骨头继发性骨关节炎。随着肩峰肱骨头之间的关节病进展，会演变为盂肱关节骨关节炎，伴随肩胛盂上极关节间隙狭窄、下方滴状骨赘形成。这些病变导致肩袖失去了修复的意义，需要进行肩关节置换。

5.8 肩袖全层撕裂 Ellman 和 Gartsman 分型 [33]

肩袖止点的腱纤维渐进性失效会导致几种常见的撕裂类型，包括肌腱从止点分离，撕裂肩袖边缘因为失去相邻结构的制约而回缩。对于这些撕裂类型的评估有助于修复手术。

- **新月形撕裂：** 撕裂累及冈上肌腱（图 10a）。

  冈上肌从邻近肱二头肌长头腱处向后内侧新月形回缩约 2 ～ 3 cm。

- **三角形撕裂**

  反"L"形撕裂：冈上肌撕裂口沿肱二头肌长头腱走行，向内侧延伸至肩袖间隙（图 10b）。

  中等大小的三角形缺损最常见于冈上肌前缘发生与肱二头肌长头腱走行一致的向内侧延伸的撕裂，经过肩胛下肌腱和冈上肌腱之间相对薄弱的纤维性关节囊区。肱二头肌长头腱在肩袖间隙下方走行，喙肱韧带也沿肩袖间隙的纤维走行汇入其中。撕裂口呈反"L"形。肩袖

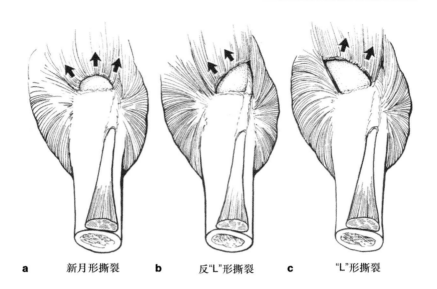

a　　新月形撕裂　　　　**b**　　反"L"形撕裂　　　　**c**　　"L"形撕裂

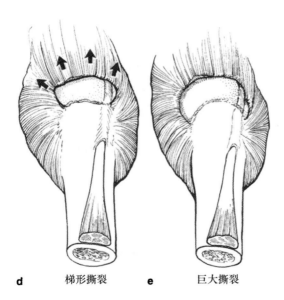

d　　梯形撕裂　　　　**e**　　巨大撕裂

图 10　肩袖全层撕裂的不同类型。**a**. 新月形撕裂；**b**. 三角形撕裂：反"L"形撕裂；**c**. "L"形撕裂；**d**. 梯形撕裂；**e**. 巨大撕裂[33]

边缘向内后回缩形成三角形缺损的斜边。

"L"形撕裂：冈上肌撕裂延伸至其与冈下肌的交界处，从而使撕裂口向前内侧移位（图10c）。

一种不太常见的冈上肌撕裂，撕裂沿冈上肌和冈下肌之间向内延伸。在这种"L"形撕裂中，冈上肌撕裂向前内回缩。必须辨别这种回缩模式，从而更好地找到并复位撕裂肌腱的回缩边缘。"L"形撕裂口越大，累及的冈上肌宽度越大。

- **梯形撕裂：** 发生于冈上肌和冈下肌同时撕裂时。撕裂累及的冈下肌宽度增大时，梯形也会扩大（图10d）。

当冈上肌和冈下肌均撕裂时，撕裂将沿前方的肩袖间隙和后方的冈下肌小圆肌间隙向内延伸，形成梯形撕裂。冈上肌和冈下肌的撕裂缘可向内侧回缩至关节盂水平。在某些情况下，理论上来说，撕裂肌腱及其腱腹连接处可能在手臂上举过程中因肱骨头上移而被肩峰下表面和肱骨头磨损。肱骨头的鹅卵石样改变和形态不规则，提示长期存在的肩袖缺损。如果肱骨头相对光滑、圆润，则表明肩袖撕裂病程较短，可修复的可能性大。

- **巨大撕裂：** 累及三根肩袖肌腱的撕裂称为巨大撕裂。累及两根肩袖肌腱的撕裂回缩至少5 cm，才可称为巨大撕裂（图10e）。

在这些情况下，常伴有肱二头肌长头腱的脱位。

5.9　肩胛下肌腱撕裂 Fox 和 Romeo 分型[39]

- Ⅰ型：部分厚度撕裂。
- Ⅱ型：上部25%的肌腱全层撕裂。
- Ⅲ型：上部50%的肌腱全层撕裂。
- Ⅳ型：肌腱完全断裂。

5.10　冠状面肌腱回缩 Patte 分型 [107]（ 图 11 ）

- **1 期**：肌腱残端邻近止点。
- **2 期**：肌腱残端回缩至肱骨头水平。
- **3 期**：肌腱残端回缩至关节盂水平。

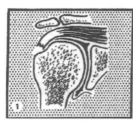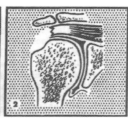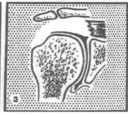

图 11　在冠状面上，肌腱撕裂的三个阶段易于识别。在 1 期，残端轻微回缩；在 2 期，残端位于肱骨头水平；在 3 期，残端位于关节盂水平

5.11　MRI 中冈上肌萎缩 Thomazeau 分型 [128] *

对 1T 的 MRI 机器扫描获得的自旋回波 T1 加权斜矢状位图像进行定量分析（ TR：480 ms，TE：12 ms，FOV：250×250，矩阵：380×512 ）。

计算冈上肌的肌腹对冈上窝的占位比率（ R ）以评估冈上肌萎缩。该分析基于肌肉截面 S1 与冈上窝边界所构成截面 S2 之间的比率而得（ 图 12 ）。选择斜矢状位图像进行数字化，以便于使用计算程序。用手绘出截面的边界，R = S1/S2 自动计算得出，结果为 0（ 空冈上窝 ）到 1（ 充满冈上窝 ）之间的数据。

MRI 矢状位扫描经过这样一个平面，该平面经过肩胛冈内缘，正好在

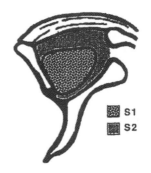

图 12　在斜矢状位图像上计算占位比率 R。S1 截面为冈上肌，S2 截面为全部冈上窝

冈盂切迹的上方，更可以观察到锁骨部分封闭了冈上窝的前上方。

作者根据冈上窝的占位比率提出了冈上肌萎缩的分类（图13）。如果比率为 1.00 ～ 0.60（**Ⅰ期**），肌肉可被视为正常或轻度萎缩。比率为 0.60 ～ 0.40（**Ⅱ期**）为中度萎缩。比率低于 0.40（**Ⅲ期**）则表示存在严重或非常严重的萎缩（表2）。

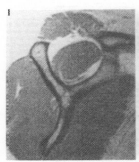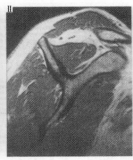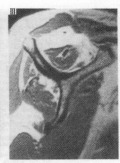

图 13　MRI 上冈上肌萎缩的三个等级

表 2　冈上窝占位比率与冈上肌萎缩程度的关系

分期		占位比率
Ⅰ期	正常或轻度萎缩	0.60 ～ 1.00
Ⅱ期	中度萎缩	0.40 ～ 0.60
Ⅲ期	严重或非常严重萎缩	< 0.40

5.12　MRI 中冈上肌萎缩 Zanetti 分型[142] *

采用 1.0T MRI 扫描，获得平行于盂肱关节间隙的一系列矢状位 T1 加权自旋回波图像［重复时间（TR）/ 回波时间（TE）：700/12 ms］。

为了定量评估，在经过肩胛冈与肩胛骨体结合处最外侧扫描的 MRI 图像上，测量肩袖肌肉的面积和信号度（图 14A）。

切线征：冈上肌萎缩的定性评估：为了快速定性评估冈上肌萎缩引入的形态学标志。通过肩胛冈上缘和喙突上缘画一条线

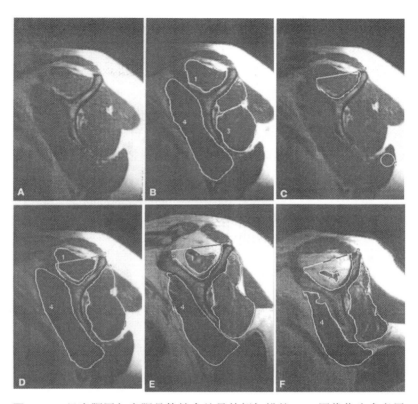

图 14　**A**. 经肩胛冈与肩胛骨体结合处最外侧扫描的 MRI 图像作为参考层面。**B**. 通过冈上肌（1）、冈下肌（2）、小圆肌（3）和肩胛下肌（4）的轮廓确定区域的面积和平均信号度。**C**. 测量冈上肌（1）面积和大圆肌（2）的平均信号度。**D**. 因为冈下肌和小圆肌之间的边界难以确定，所以对二者的测量进行综合评估。该图展示了本次评估中用于量化肩袖的所有测量值：冈上肌（1）、冈上窝（2）、冈下肌与小圆肌（3）、肩胛下肌（4）。注意切线征正常（阴性）的情况：正常冈上肌肌腹超过喙突和肩胛冈上缘形成的切线上方。**E**. 切线征临界异常（阳性）。**F**. 切线征阳性

（切线）（图 14D）。当冈上肌没有穿过切线时，切线征则为异常（阳性）（图 14E、F）。切线征是肌肉萎缩的定性征象，具有较高的预测价值。切线征仅限于冈上肌撕裂，并不适用于所有类型的肩袖撕裂。

5.13 CT 中撕裂肩袖肌肉脂肪变性 Goutallier 分型[49]（图 15）*

观察到的肌肉内低密度区域为脂肪组织，但并不一定意味着存在肌肉萎缩，CT 扫描缺乏特异性的诊断价值。

对肩袖肌肉面积或体积很难做到简便可靠的评估，尤其是CT 扫描。但 CT 在临床实践中仍可作为一个很好的评估肌肉脂肪浸润程度的工具。

- **0 期**：几乎完全正常的肌肉，没有任何脂肪纹。
- **1 期**：肌肉含有少量脂肪纹。
- **2 期**：脂肪浸润较多，但肌肉还是比脂肪多。
- **3 期**：脂肪和肌肉一样多。
- **4 期**：脂肪多于肌肉。

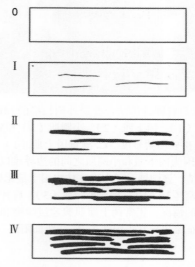

图 15 根据脂肪浸润程度对肌肉进行分型

（覃波 译 于维汉 陈疾忤 校）

28

6 肱二头肌长头腱损伤病理分型

6.1 肱二头肌长头腱在肩盂和盂唇处止点变异 Vangsness 分型[131] *

Vangsness 在 100 例新鲜冰冻肩关节标本上，切开暴露完整的关节囊，拍照记录肱二头肌长头腱在盂上结节的附着，记录附着于盂上结节、前盂唇和后盂唇的腱纤维百分比。

附着可分为四型：

- **Ⅰ型**：全部附着于后盂唇，未附着于前盂唇（图 16a）。
- **Ⅱ型**：大部分附着于后盂唇，小部分附着于前盂唇（图 16b）。
- **Ⅲ型**：前后盂唇附着相当（图 16c）。
- **Ⅳ型**：大部分附着于前盂唇，小部分附着于后盂唇（图 16d）。

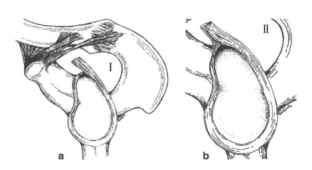

图 16　a. Ⅰ型：全部附着于后盂唇，未附着于前盂唇。**b.** Ⅱ型：大部分附着于后盂唇，小部分附着于前盂唇。**c.** Ⅲ型：前后盂唇附着相当。**d.** Ⅳ型：大部分附着于前盂唇，小部分附着于后盂唇

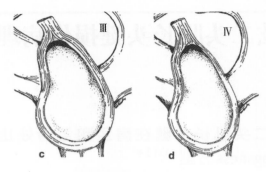

图 16 （续）

6.2 SLAP 损伤 Snyder 分型[122–123] *

SLAP 损伤是指肱二头肌长头腱附着处的上盂唇由前到后的损伤。

- **1 型**：上盂唇游离缘的磨损和碎裂。
  - 占 SLAP 损伤的 21%。
  - 中老年患者肩关节镜检查时经常发现的小问题（图 17a）。
- **2 型**：长头腱止点明显从盂上结节剥离。
  - 常伴有上盂唇边缘磨损。
  - 如果上盂唇有明显的盂肱中韧带附着，需要评估是否存在盂肱中韧带牵拉导致的盂唇不稳定。
  - 占 SLAP 损伤的 55%（图 17b）。
- **3 型**：上盂唇桶柄样的半月形撕裂，长头腱附着完整。
  - 可移动的盂唇撕裂，类似半月板桶柄样撕裂。也可能从中间断裂成两段。
  - 少数情况下，盂肱中韧带与撕裂盂唇相连接并导致其不稳定。
  - 占 SLAP 损伤的 9%（图 17c）。
- **4 型**：3 型损伤中撕裂向长头腱内延伸。
  - 肌腱撕裂程度的变异较大。

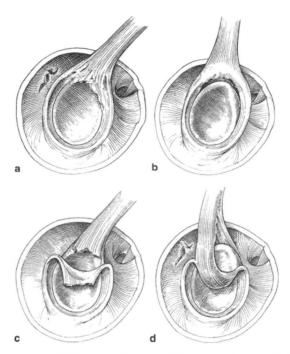

图 17　**a**. 1 型 SLAP 损伤。**b**. 2 型 SLAP 损伤。**c**. 3 型 SLAP 损伤。**d**. 4 型 SLAP 损伤

－占 SLAP 损伤的 10%（图 17d）。

合并或复杂的 SLAP 损伤： 通常为 3 型或 4 型 SLAP 损伤合并二头肌止点的剥脱或者 2 型损伤，这种情况下需被分型为复杂 2 ＋ 3 型 SLAP 损伤或 2 ＋ 4 型损伤。

6.3　SLAP 损伤 Maffet 分型[82]*

Maffet 在 63 名患者中进行肩关节镜检查。其中，62% 的损伤可对应 Snyder 分型中的某种类型[122-123]，而 38% 的长头腱－上盂唇复合体的明显损伤与 Snyder 分型不匹配[122-123]。因而，

新增了 3 种 SLAP 损伤类型。

- Ⅰ～Ⅳ型：同 Snyder 分型。
- Ⅴ型：前下方 Bankart 损伤延伸至上方，合并长头腱-上盂唇复合体剥脱损伤。
- Ⅵ型：不稳定的瓣状盂唇撕裂，合并长头腱-上盂唇复合体剥脱损伤。
- Ⅶ型：长头腱-上盂唇复合体剥脱损伤，向前延伸至盂肱中韧带下方。

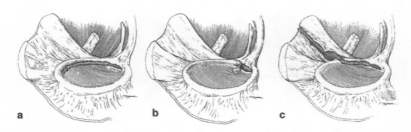

图 18　**a**. Ⅴ型 SLAP 损伤（Maffet）。**b**. Ⅵ型 SLAP 损伤（Maffet）。**c**. Ⅶ型 SLAP 损伤（Maffet）

6.4　2 型 SLAP 损伤亚类 Morgan 分型[88]*

Snyder 原来定义 2 型 SLAP 损伤为长头腱止点及相邻盂唇自前上方肩盂处剥离[122-123]，Morgan 按损伤的解剖位置将其分为 3 种亚型：

- **前方 SLAP 损伤**：前上方的 2 型 SLAP 损伤（图 19a）。
- **后方 SLAP 损伤**：后上方的 2 型 SLAP 损伤（图 19b）。
- **联合 SLAP 损伤**：前后联合的 2 型 SLAP 损伤（图 19c）。

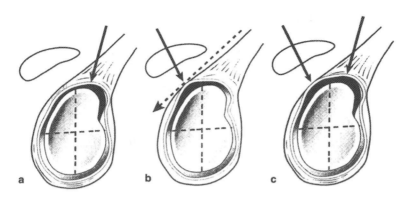

图 19　按解剖位置划分的 SLAP 损伤亚型。**a**. 前方；**b**. 后方；**c**. 前后联合

6.5　肱二头肌长头腱损伤解剖分型[58]（表 3）

- **1 区**：止点。
- **2 区**：关节内段。

表 3　肱二头肌长头腱损伤的解剖分型

损伤	区域	病理
止点处损伤	Ⅰ	SLAP 损伤Ⅰ±Ⅳ型 Andrews 损伤
盂上结节处损伤	Ⅱ	孤立的肌腱变性 / 肌腱炎 长头腱（部分）撕裂 肩袖损伤中长头腱（部分）撕裂 盂上结节处的长头腱不稳定（Walch Ⅰ）
结节间沟段相关损伤	Ⅲ	二头肌沟半脱位 / 脱位（Walch Ⅱ），不伴有后上肩袖损伤，可伴有肩胛下肌腱（和关节囊）损伤
结节间沟以下段损伤	Ⅳ	长头腱邻近肌腹处损伤（即肌腹-肌腱交界区）

- **3 区**：结节间沟段。
- **4 区**：结节间沟以下段。

6.6 肱二头肌长头腱伤病 Yamaguchi 和 Bindra 分型[140]

炎症、不稳和创伤是肱二头肌长头腱伤病的几种病因，退变和炎性肌腱更容易受损，而反复劳损的肌腱也可能导致炎症性病变。虽然长头腱的伤病通常由多种因素联合致病，但对病因的分型有助于理解发病机制，制订合理的诊疗方案。

炎症

1. 肱二头肌长头腱炎合并肩袖损伤。
2. 原发性肱二头肌长头腱炎。

不稳

1. 半脱位
- Ⅰ型：上方半脱位。
- Ⅱ型：结节间沟近端不稳定。
- Ⅲ型：继发于肱骨小结节畸形愈合或骨不连的半脱位。
2. 脱位
- Ⅰ型：关节外，合并肩胛下肌腱部分撕裂。
- Ⅱ型：关节内，合并肩胛下肌腱全层撕裂。

创伤

1. 创伤性撕裂
- Ⅰ型：部分。
- Ⅱ型：完全。
2. 上盂唇损伤（SLAP 损伤）
- Ⅰ型：明显磨损。

- Ⅱ型：肱二头肌长头腱-上盂唇复合体在肩盂完全剥离。
- Ⅲ型：上盂唇桶柄样撕裂。
- Ⅳ型：上盂唇中央撕裂延伸至长头腱内。

6.7　肱二头肌长头腱组织学变化 Murthi 分型 [92] *

- 正常。
- 慢性炎症。
- 纤维化。
- 黏液样变性。
- 血管充血。
- 营养不良性钙化。
- 急性炎症。

6.8　肱二头肌长头腱半脱位 Walch 分型 [54] *

Habermeyer 和 Walch 将肱二头肌长头腱的半脱位定义为肌腱与其骨性结节间沟之间部分和（或）暂时性失去完全接触。长头腱半脱位有三种不同类型：

- **上方半脱位（Ⅰ型）**

环形的盂肱上韧带和喙肱韧带（肩袖间隙）部分或完全撕裂，导致长头腱在结节间沟入口上方失去束缚。在盂肱上韧带下方，附着于肱骨小结节的肩胛下肌腱基本完整，否则会导致长头腱完全脱位。结节间沟入口上方的损伤有时伴有形成长头腱顶部、位于结节间沟入口外侧的冈上肌腱关节面的部分损伤。Ⅰ型半脱位的病理基础是肩袖间隙处围绕长头腱的腱-韧带悬吊结构的不连续［如喙肱韧带和盂肱上韧带的损伤、结节间沟入口上方冈上肌腱和（或）肩胛下肌腱的部分撕裂］。

■ 结节间沟处半脱位（Ⅱ型）

导致长头腱半脱位的原因是位于结节间沟入口下方的结构损伤。这种损伤中，长头腱滑过结节间沟内缘，并"骑跨"于肱骨小结节的边缘。损伤病因是肩胛下肌腱浅层纤维的剥离。结节间沟滑车处浅层纤维束的部分撕裂可导致长头腱向内侧半脱位。Ⅱ型长头腱半脱位的主要原因是肩胛下肌腱外层浅表肌腱的部分撕裂，使肌腱移位骑跨于肱骨小结节。Ⅱ型病变可能局限于结节间沟的上半部分，也可能累及全长。

■ 肱骨小结节畸形愈合和骨不连（Ⅲ型）

肱骨小结节骨折脱位可发展为畸形愈合或骨不连，使长头腱失去内侧骨性结构的稳定因素，从而发生半脱位。患者主诉肱骨内旋时疼痛。

6.9 肱二头肌长头腱脱位 Walch 分型[54]*

Habermeyer 和 Walch[54]根据肱二头肌长头腱脱位的病理形态提出分型。

■ Ⅰ型

– 关节外脱位合并肩胛下肌腱部分撕裂

这种类型中，长头腱完全脱位至肱骨小结节上方。肩胛下肌腱深层部分仍附着于肱骨小结节，将长头腱与关节腔隔开。通常伴有盂肱上韧带和喙肱韧带共同附着点的撕裂。长头腱移位跨过结节间沟前壁，并沿肩胛下肌腱撕裂处向内侧滑动。锁胸筋膜覆盖损伤区域，可能产生肩胛下肌腱完整的假象。实际上此型长头腱脱位总是合并肩胛下肌腱浅层止点撕裂。这种类型的脱位可能是从Ⅱ型半脱位发展而来。

除了肩胛下肌腱的浅表损伤外，还经常伴有肩袖其他肌腱的撕裂。只有对肩袖间隙进行系统的探查，才能避免对长头腱脱位的漏诊。

– 关节外脱位伴肩胛下肌腱完整

肩胛下肌腱完整时长头腱关节外脱位非常罕见。在长头腱半脱位和脱位的 70 例患者中，只有 2 例（3%）出现这种情况。

■ **Ⅱ 型**

– 关节内脱位合并肩胛下肌腱完全撕裂

此型病变中，脱位的长头腱因长期受到肱骨小结节挤压而变扁平，表现为从侵蚀到断裂前期多种类型的实质部损伤。肩胛下肌腱从肱骨小结节的附着处撕裂，长头腱的结节间沟段滑入关节并向内下方移位。在关节内长头腱与盂唇相接触，肱骨内旋时会导致长头腱在关节前方受到卡压。通常为近端 2/3 的肩胛下肌腱撕裂，肩胛下肌腱的远端或纯肌肉部分的止点撕裂很少见。Gerber[144]对单纯肩胛下肌腱撕裂及其预后做了开创性研究。

长头腱关节内脱位常伴有肩袖的广泛撕裂。其中大约有一半继发于创伤。

6.10　肩袖间隙隐匿性损伤 Bennett 分型[8]*

如图 20 所示，肩袖间隙的各种损伤包括：肩胛下肌腱撕裂或肩胛下肌腱关节面（IASS）撕裂，不累及盂肱上韧带（SGHL）/ 喙肱韧带中部（MCHL）复合体（图 20a）；未累及肩胛下肌腱关节面的盂肱上韧带 / 喙肱韧带中部复合体撕裂（图 20b）；肩胛下肌腱关节面撕裂，累及盂肱上韧带 / 喙肱韧带中部复合体（图 20c）。虽然长头腱的腱鞘侧壁并不真正位于肩袖间隙中，临床上也可能发现累及喙肱韧带下部（LCHL）的损伤（图 20d）。

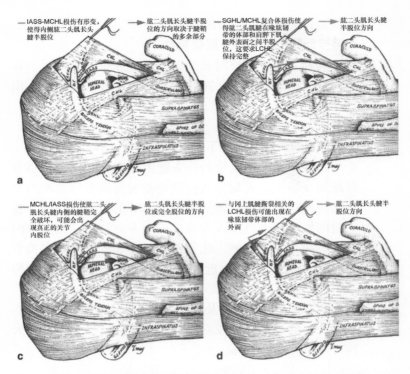

图 20 关节镜下肩袖间隙隐匿性损伤分型。如下各种肩袖间隙损伤可以在关节镜检查中被发现，箭头指示长头腱异常活动的潜在方向和区域。**a.** 肩胛下肌腱关节面（IASS）损伤。**b.** 喙肱韧带中部（MCHL）损伤。**c.** 喙肱韧带中部联合肩胛下肌腱关节面损伤。**d.** 喙肱韧带下部损伤（Bennett[8]）

6.11 长头腱滑车损伤 Habermeyer 分型[52]*

- **1 组：**单纯的盂肱上韧带损伤（图 21a）。
- **2 组：**盂肱上韧带损伤合并冈上肌腱关节面的部分损伤（图 21b）。
- **3 组：**盂肱上韧带损伤合并肩胛下肌腱关节面撕裂（图 21c）。
- **4 组：**盂肱上韧带损伤合并冈上肌腱关节面部分撕裂和肩胛下肌腱关节面部分撕裂（图 21d）。

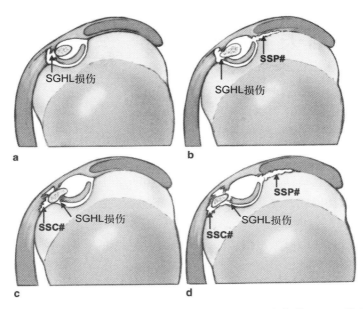

图 21　滑车损伤的分型。**a.** 单纯盂肱上韧带（SGHL）损伤。**b.** 盂肱上韧带（SGHL）损伤合并冈上肌腱（SSP#）关节面部分撕裂。**c.** 盂肱上韧带损伤合并肩胛下肌腱（SSC#）关节面部分撕裂。**d.** 盂肱上韧带（SGHL）损伤合并冈上肌腱（SSP#）关节面部分撕裂和肩胛下肌腱（SSC#）关节面部分撕裂

（覃波　译　宋春凤　陈疾忤　校）

7 | 肩关节不稳分型

7.1 肩胛骨运动障碍 Kibler 和 McMullen 分型 [68]

肩胛骨运动障碍的定义是可观察到的肩胛骨相对于胸腔的位置及运动形式的改变。多种因素可能造成这些异常的运动形式和位置。

对可能的肩胛骨运动的三维生物力学分析表明，肩胛骨同时绕三个运动轴运动。观察肩胛骨运动障碍的异常运动模式最好的方法是首先确定患者手臂在一侧静息状态下肩胛骨的位置，然后观察手臂在肩胛骨平面上下移动时肩胛骨的运动。这些运动障碍模式可分为三类，分别对应于椭圆形胸腔的三个运动平面。该系统可以帮助识别异常的肩胛骨运动的类型，从而帮助康复所需的肌肉力量的训练和柔韧性的恢复。

- Ⅰ型的特征是肩胛内侧下缘突出。该运动主要是围绕横轴的异常旋转（图 22a）。
- Ⅱ型的特征是整个肩胛内侧缘突出，表明围绕垂直轴的异常旋转（图 22b）。
- Ⅲ型的特征是整个肩胛骨的向上平移和肩胛骨内侧上缘的突出（图 22c）。

7.2 盂肱韧带与滑膜隐窝关系的形态学变异 DePalma 分型（滑膜隐窝位置形态）[29]*

基于 108 例尸体的肩关节研究，根据盂肱韧带与滑膜隐窝关系的形态学变异（图 23a）产生了六种明确的分型，即Ⅰ～Ⅵ型。

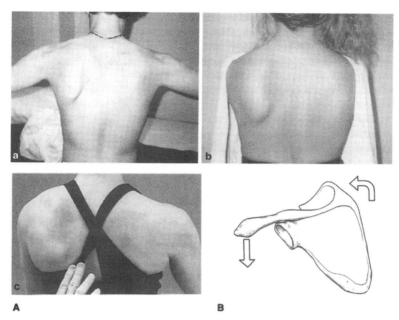

图 22　肩胛骨运动障碍的分型。**a.** Ⅰ型运动障碍，内侧下缘突出（左侧胛骨）。**b.** Ⅱ型运动障碍，整个内侧缘突出（左侧肩胛骨）。**c.** Ⅲ型运动障碍（A），内侧上缘突出（左侧肩胛骨）。胸部的肩胛骨向上平移（B）[68]

　　这些成人的类型也会存在于婴儿的肩关节中。但是，由于成长过程中软组织的发育，不同的类型可能会失去其典型的特征。

　　上方及下方的肩胛下隐窝，不管出现在哪里，其大小都表现出极大的变异性。它们可能很小，也可能很大。随着年龄的增长，隐窝有变小的趋势，并且在某些情况下，隐窝会因为关节囊组织厚度的增加而消失。

- **Ⅰ型**
  - 特征是在盂肱中韧带上方有一个滑膜隐窝（图 23b）。
  - 在标本中占 30.2%。
- **Ⅱ型**
  - 在盂肱中韧带下方有一个滑膜隐窝（图 23c）。

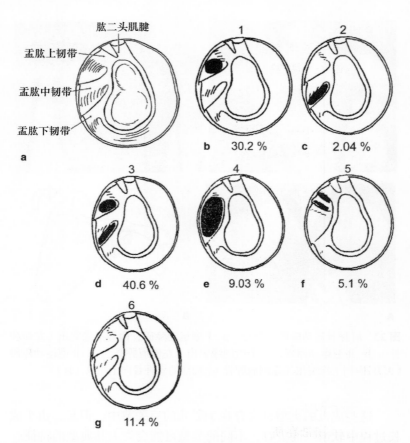

图 23　滑膜隐窝位置分型。**a**.盂肱韧带解剖图。**b**. Ⅰ型。**c**. Ⅱ型。**d**. Ⅲ型。**e**. Ⅳ型。**f**. Ⅴ型。**g**. Ⅵ型

- 在标本中占 2.04%。
- **■ Ⅲ型**
  - 有两个滑膜隐窝。一个隐窝位于盂肱中韧带上方，另一个隐窝位于盂肱中韧带下方（图 23d）。
  - 在标本中占 40.6%。

- **Ⅳ型**
  - 在盂肱下韧带上方有一个大的滑膜隐窝，盂肱中韧带缺失（图 23e）。
  - 在标本中占 9.03%。
- **Ⅴ型**
  - 盂肱中韧带以两条小滑膜皱襞的形式存在（图 23f）。
  - 在标本中占 5.1%。
- **Ⅵ型**
  - 没有任何滑膜隐窝（图 23g）。
  - 在标本中占 11.4%。

7.3　盂肱韧带 Gohlke 变异 [46] *

Gohlke 等 [46] 研究了 43 具肩关节尸体关节囊中胶原纤维束的大体解剖结构。

他们发现了盂肱中韧带（MGHL）的五种变异和盂肱下韧带（IGHL）的三种变异。

盂肱中韧带

盂肱中韧带在所有关节囊中均可见——尽管表现出的差异很大且形式多样。这些差异不仅见于关节盂处的止点（盂唇处：86%，关节盂边缘：14%），也可见于起点处胶原纤维束的变化。这些纤维束主要呈放射状排列，其上覆盖斜行纤维束，韧带化的肩胛下肌止点部分形成了这个大体上可识别的韧带。盂肱中韧带的宽度在 4 mm 至 25 mm 之间变化（平均 14.7 mm）。

盂肱中韧带的变异

在 67.4% 的标本中，盂肱中韧带与关节囊在它的全部走行中都融合在一起，而 32.6% 的标本中盂肱中韧带是一小束（宽 4～7 mm），起点靠近盂唇的最上缘，并向肱骨止点扩展为扇形。

该韧带形成一个平均长度为 20 mm 的桥状结构，并跨过肩胛下肌的肌腱，在很大程度上与关节囊融合在一起。仅有两个标本的纤维束在骨止点之前呈放射状进入肩胛下肌腱中（图 24a）：

- 盂肱中韧带与关节囊融合
  - 直行。
  - 稍微弯曲。
  - 弯曲。

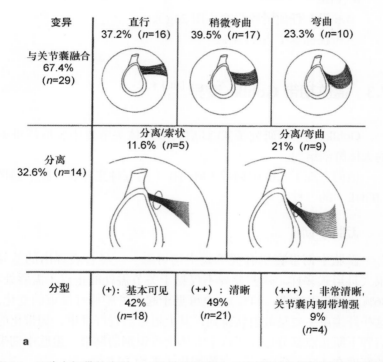

图 24　盂肱中韧带的变异。a. 盂肱中韧带中变异的胶原纤维束主要呈放射状分布。偏振光检查：将完整的标本用偏振光透射，并置于解剖显微镜下观察。胶原纤维的双重折射产生的干涉色使它们的方向鉴定变得更加容易。韧带结构的特征（即依据偏振光检查的结果，彼此平行延伸的胶原纤维束）可分为四类：0，不可见；＋，基本可见；＋＋，清晰；＋＋＋，非常清晰，极度增强。b. 偏振光显微镜显示盂肱下韧带胶原纤维束的变异（主要呈放射状分布）[46]

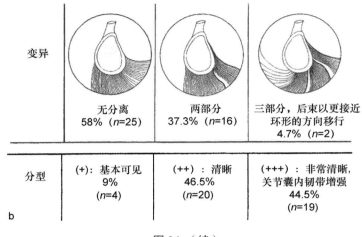

图 24 （续）

■ 盂肱中韧带与关节囊分离
 - 分离 / 索状。
 - 分离 / 弯曲。

盂肱下韧带

盂肱下韧带在所有的关节囊增强结构中，表现为最稳定的形式，是由胶原纤维组成的宽阔结构。

盂肱下韧带的变异

在 53.5% 的标本中，起点位于盂唇的头侧，有时会被盂肱中韧带覆盖。在这些标本中，纤维以锐角离开盂唇，斜向尾端到达肱骨止点。在其他 46.5% 的标本中，韧带的走行是放射状的而不是斜行的。3 例（7%）盂肱下韧带的远端纤维束并非以放射状延伸至肱骨，而是更接近圆弧形向后延伸。在这种情况下，盂肱下韧带起源接近盂唇头侧。

盂肱下韧带的后束

韧带样的增强结构具有最大的变异倾向。只有 62.8% 的标本中我们可以确定为韧带，在所有其他标本中只是与周围的纤维结构相融合。在 39.6% 的标本中确定为弱（＋），23.2% 为中等（＋＋）。没有一个标本的后束确定为清晰（＋＋＋）（图 24b）。

- 无分离（最常见的类型）。
- 两部分：与无分离型相比，前束的起点更高。
- 三部分：后束以更接近环形的方向移行至后方关节囊。

7.4 盂肱韧带 Morgan 解剖学变异[87]*

作者描述了韧带组织中的四种常见变异，如下：

- Ⅰ型
  - 典型分布：三条韧带均存在，并以典型方式与盂唇附着（图 25a）。
  - 占 66%。
- Ⅱ型
  - 盂肱中、下韧带融合，盂肱中韧带缺失或发育不良（图 25b）。
  - 占 7%。
- Ⅲ型
  - 盂肱上韧带正常出现，有一个条索状的盂肱中韧带和一个典型的有清晰上缘的盂肱下韧带（图 25c）。

    条索状的盂肱中韧带被描述为由上下边界卷曲形成的圆索状韧带。在盂肱中韧带的上方和下方有一个明显的开口与肩胛下隐窝相通。
  - 占 19%。
- Ⅳ型
  - 这些标本未见任何可辨识的前关节囊韧带（图 25d）。
  - 占 8%。

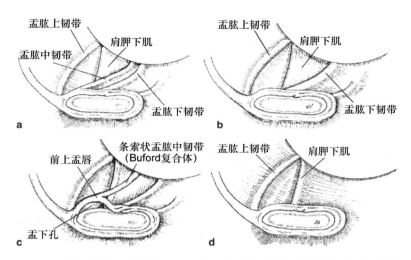

图 25　盂肱韧带的常见变异。**a.** Ⅰ型。典型的盂肱韧带排列，包括明显的盂肱上、中、下韧带，每条韧带下面有一个隐窝或反折。无关节囊孔隙存在。**b.** Ⅱ型。盂肱中、下韧带融合为一体，这两条韧带呈一条韧带的形式，两条韧带之间没有隐窝。无关节囊孔隙存在。**c.** Ⅲ型。这种类型是指盂肱中韧带呈索状结构，高高跨过关节盂附着处，其下有大的关节囊孔隙，但盂肱下韧带的外观正常。**d.** Ⅳ型。韧带中，前关节囊表现为融合的一体，没有韧带增厚、反折或隐窝[87]

7.5　不稳 Silliman 和 Hawkins 分型[119]

目前的分型方案是基于一种系统的方法。许多因素，如方向、程度、时间、原因、频率和意愿在方案中产生影响（图 26）。

7.6　盂肱平移 Hawkins 分级[57, 119]*

盂肱平移通常是在患者仰卧位时进行评估。患者肩关节处于旋转中立位、外展与前屈大约 20° 的位置，检查者抓住其手臂，对肱骨头加载一定负荷的同时施加前后应力。对于放松或麻醉的

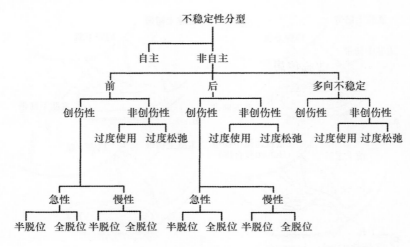

图 26 不稳定性分型方案[119]

患者，重要的是要记住，绝大多数正常的肩关节也允许肱骨头在关节窝内一定程度移动。

许多肩关节最多可向后平移至关节盂窝宽度的一半（即检查者能感觉到肱骨头正对关节盂边缘，但不超过关节盂边缘）。

有一个可使用的麻醉下分级系统，正常的肩关节有轻微的前方及下方的平移。在大多数患者中，清醒状态（特别是在放松条件下）和麻醉状态下的移动度具有良好的相关性。但是在肩关节疼痛的患者中，可能只有在麻醉下才能进行准确的评估。

Silliman 和 Hawkins[119] 对 29 例麻醉状态下的患者进行前瞻性研究，并按照以下分级系统对盂肱平移进行分型：

- Ⅰ级：移动 0 ～ 25%（微小平移）。
- Ⅱ级：25% ～ 50%（感觉到肱骨头骑跨在关节盂边缘上）。
- Ⅲ级：超过 50%（感觉到肱骨头越过关节盂边缘，处于关节盂旁）。

7.7　复发性不稳 Neer 和 Foster 分型 [99–100] *

在复发性脱位患者中，我们观察到三种病因不同比例的组合：①遗传的先天性盂肱关节囊松弛；②创伤（有一次明确的外伤）；③反复挤压关节囊的活动，如游泳、举重和体操。因此，复发性脱位的分型如下（表 4）：

Ⅰ.非创伤性：没有外伤。

Ⅱ.创伤性：有一次明确的外伤。

Ⅲ.获得性：有反复轻微的劳损。

表 4　复发性脱位分型

	病因学	病理学	临床
非创伤性	先天性关节松弛（无损伤）	多发关节松弛，盂唇完整；无骨性变化 X 线片阴性（除了关节松弛的征象）	无损伤，患者往往存在关节松弛，首次脱位不明确 没有盂唇撕裂或骨骼变化 自行复位 经常无症状
创伤性	一次明确的外伤（重跌，摔跤）	无关节松弛 盂唇分离或盂肱中韧带撕裂 X 线片：通常是创伤性肱骨头缺损和关节盂缘碎裂	既往无肩部症状 明确的外伤（例如，重跌、摔跤），受伤引起肿胀和疼痛，可能伴有神经损伤 需要辅助复位
获得性	反复轻微劳损（游泳，体操，举重，过顶运动）	可能有手指关节松弛 盂肱关节容量增加（其他关节正常） 盂唇通常完好无损，以后可能会撕裂 可能会发展为肱骨头缺损 X 线片：早期阴性，晚期骨骼改变	首次脱位时创伤轻微（例如，挥球拍、把重物举过头顶） 疼痛轻微且通常会自行缓解 有多向不稳定的风险

7.8 肩关节不稳 Matsen 分型 [84, 127] *

作者发现，最实用的方法是识别两种常见的盂肱不稳类型。

作者在回顾性临床研究的基础上指出，大多数复发性盂肱不稳的患者可分为两大类。

第一类的特点是有明确的创伤史，引发了单向肩关节不稳的问题。这些患者的肩关节盂附着处通常发现盂肱韧带断裂，常被称为 Bankart 损伤。最后，这些肩关节经常需要手术来达到稳定。为了帮助记忆这一分类，他们使用缩写 TUBS [即创伤（trauma）、单向（unidirectional）、Bankart 损伤和手术（surgery）]，创伤事件引起伴有 Bankart 损伤的单向前向不稳定，通常需要手术来恢复稳定性。这些患者的肩关节"撕裂松弛"。当手臂外展、后伸和外旋时，盂肱关节失去了盂肱前下韧带复合体的稳定作用。同时也失去了前方盂唇使关节窝凹陷加深的作用，这也可能容易诱发关节不稳定。诊断基于手臂外展、外旋和后伸状态下的外伤史，以及当手臂处于外展、后伸和外旋受限的位置时（此时正常的肩关节韧带将变紧），会出现不稳定或恐惧，或者两者同时存在。最理想的修复方法是将盂唇和盂肱下韧带复合体牢固地重新缝合到前下关节盂的边缘上，而不需要做任何关节囊紧缩。这恢复了关节囊韧带的约束机制以及上盂唇凹陷加深的作用。将韧带和盂唇缝合到肩胛颈并不能使关节盂加深。

第二大类患者没有外伤史，因此，他们是非创伤性不稳定。这类患者更容易发生双侧的多向不稳定。康复，特别是增强肩袖力量，是治疗的首选。如果进行手术，必须通过关节囊紧缩术来控制关节囊下部的松弛。作者对这类患者使用的首字母缩写是 AMBRI [即非创伤（atraumatic）、多向（multidirectional）、双侧（bilateral）、康复（rehabilitation）和下（inferior）关节囊紧缩]。两年后，Matsen 和 Harryman [84] 对第二类进行了如下描述。

"撕裂松弛"的关节囊情况与"先天松弛"或 AMBRI 综合征相反，后者起病是一种非创伤性多向不稳定，并伴有双侧松弛。康复通过增加先前提出的凹陷压缩机制，有助于恢复盂肱关节的稳定性。如果需要手术，则进行全关节囊紧缩术，这将收紧下关节囊和肩袖间隙。这种修复通过减小关节容积的机制来增强盂肱关节的稳定性。

7.9　肩关节不稳 Gerber 分型 [44-45, 118] *

过度松弛可与不稳伴随发生，但它本身并不是一种疾病，而是个体的特质。因此，应将多向不稳与多向松弛区别开，并将其纳入肩关节不稳的分型中。这种松弛和不稳定的差异化组成了以下分型：

1）慢性锁定脱位。

2）不伴过度松弛的单向不稳定。

3）伴过度松弛的单向不稳定。

4）不伴过度松弛的多向不稳定。

5）伴多向过度松弛的多向不稳定。

6）单向或多向自主性不稳定。

这种简单的分类方式有助于确定诊断和治疗策略，并建立与其他骨科医生交流的基础。静态不稳定的描述和对这种骨性病变的认识可能是对这种分型的一个额外补充。这种分型的基础是过度松弛（多发或只是肩部），是一种个体特征而不是病理特征。然而，过度松弛可能是肩关节发病的一个危险因素。

- **A 类：静态不稳定**

静态不稳定的定义是没有典型的不稳定症状，但是肱骨头相对于其在盂窝上的正常位置移位并固定在上方、前方或后方。其诊断是放射学诊断，而不是临床诊断。静态不稳定可能在很长一段时间内保持无症状。一旦有必要治疗，其结果与确诊为动态不稳定的结果完全不同。此外，这些静态不稳定目前很难成功治疗。静态不稳定可以与动态不稳定共存（在巨大肩袖撕裂伴肱骨向上移位中的复发前向不稳定），因此需要决定优先治疗哪种不稳定。通常，更严重的不稳定是动态的，最好优先治疗。

- **A1 类：静态上方半脱位**

当肩关节处于旋转中立位时，如其前后位 X 线片上肩峰下表面和肱骨头最上面之间的正常距离减小，则存在肱骨头的静态上方移位。7 mm 是目前用于定义静态上方半脱位的数值。肱骨头上方移位的原因似乎与冈上肌撕裂的情况下冈下肌功能不全有关。单独的冈上肌、单独的冈下肌，或冈上肌和肩胛下肌腱的联合撕裂不会引起静态上方不稳定。肩峰肱骨距离小于 7 mm 也与外展和外旋力量的丧失有关。此外，伴有静态上方半脱位的肩袖撕裂修复预后很差，有些人认为它预示着撕裂不可修复。根据作者目前的经验，上方的静态半脱位通过传统技术修复基本上是不可能的。

- **A2 类：静态前方半脱位**

静态前方半脱位是指肱骨头位于关节盂窝前方的固定位置，临床常表现为中至重度肩关节疼痛，部分是由喙突和喙肩弓下方撞击造成的，导致前屈功能的丧失。通常在手臂旋转中立位时的 CT 或 MRI 扫描中发现，但偶尔在腋轴位片上可以很明显。静态前方半脱位通常与复发性肩关节前方不稳定无关。

静态前方半脱位的原因尚未完全确定。既往无手术史的静态前方半脱位，极可能合并肩胛下肌撕裂、冈上肌撕裂和冈下肌脂肪变性。单独的肩胛下肌腱撕裂和后上方关节囊撕裂通常不会导致前方静态半脱位。

目前的治疗尝试包括修复冈上肌腱加胸大肌转位，转位后的肌腱重新走行于联合腱后方，或采用类似 Latarjet 手术来提供更好的前部稳定性。截至目前（2002 年）根据作者的经验，静态前方半脱位通过软组织手术是可逆转的。

- **A3 类：静态后方半脱位**

静态后方半脱位是指在 CT 或 MRI 扫描中手臂处

于旋转中立位时肱骨头位于关节盂窝后方的固定位置。这种情况最常（但并不总是）与先天性关节盂发育不良或退行性盂肱关节疾病有关。静态后方半脱位可能与关节盂变形有关，正如 Walch 等的分型。这种静态半脱位可能没有任何肩袖缺损。迄今为止，大多数作者发现静态后方半脱位是不可逆转的。

- **A4 类：静态下方半脱位**

肩关节下方半脱位的特征是肱骨相对于关节窝向下移位。这可能是由外伤、神经损伤、化脓性关节炎或人工关节置换术后肱骨长度恢复不足引起的。外伤和手术后的全脱位或半脱位，如果不是由永久性神经损伤引起，常在 6 周内缓解，2 年内均可好转。相反，感染引起的下方半脱位往往导致关节表面破坏，只有成功治疗感染才能解决下方半脱位。除非主要问题得到解决，否则由肱骨短缩或神经损伤引起的下方半脱位将持续存在。

半脱位必须与外伤性下方脱位区别，后者往往与肱骨直立性脱位相关。这实质是动态不稳的一种类型，可以暂时缓解，并可能再次发生。

- **B 类：动态不稳定**

动态不稳定的特点是主观上丧失正常的盂肱关节稳定性，关节匹配性的丢失是一过性的和可复位的。动态不稳定一般由创伤引起。可能是重复性的劳损，也可能是单一的巨大创伤事件。在体格检查中能够被动地将肱骨头移出关节盂窝并不能描述为不稳定，而是对过度松弛的半定量评估。如果与无症状侧有显著性差异，或与恐惧症状相关，那么这种平移测试可能是不稳定的体征。

每种动态不稳有其典型的病理解剖。动态不稳均与关节窝缺损相关，但由于很难测定缺损大小，无法确定这些缺损与不稳的相关性。如果关节盂缘病变的上下径大于肩胛盂最大前后径的一半，则可归类为骨性病变，如果没有，则可归类为非骨性病变。

– B1 类：陈旧性肩关节锁定脱位

陈旧性锁定性肩关节不稳定往往是由严重创伤引起，最常发生在机动车事故、打架或癫痫发作期间。前脱位或后脱位可能合并外科颈骨折，必须在开始治疗前认识到。

典型病损

肩关节锁定脱位最重要的病变（1.1 类）是肱骨头压缩性骨折，并与关节盂关节面有稳定接触，而肱骨头的大部分软骨与关节窝无接触。前脱位为后外侧 Malgaigne 或 Hill-Sachs 压缩骨折，后脱位为前内侧（McLaughlin）压缩骨折。关节囊失去张力常见，肩袖撕裂罕见。如果肱骨头保持在关节窝外，就会出现肱骨头的废用性萎缩。虽然这些病变可以通过 X 线片来识别，但在 CT 扫描或关节造影 CT 扫描中显示效果最好。陈旧性锁定脱位是可能复位的，也可能会复发。主要的病变似乎是肱骨头缺损。与复发性脱位的肱骨头压缩骨折不同，这种伴陈旧性锁定性脱位的肱骨头缺损需要在手术时予以处理。关节盂大的缺损很少被发现。

– B2 类：不伴过度松弛的单向不稳定

不伴过度松弛的单向不稳定可能是最常见的复发性不稳定形式，目前占作者医院治疗患者的 60%。要么是明显的损伤，明确的脱位需要他人进行复位，要么是有疼痛的半脱位后反复发生不稳定。体格检查主要表现为正前方或后方的主观恐惧试验阳性。无凹陷征，前后抽屉试验结果均为阴性。然而，对于前方不稳，Gagey 最近描述的过度外展试验是阳性的，表明盂肱下韧带复合体功能不全。

典型病损

累及盂肱下韧带复合体的创伤性病变（2.1 类）可导致前方不稳而无过度松弛。病变可发生在盂肱下韧带复合体肱骨附着部、中间部、关节盂附着部［累及盂唇和（或）关节盂缘］，偶尔也同时累及肱骨和关节盂附着部。此外，肱骨头与关节盂缘挤压引起肱骨头后外侧缺损，这种情况是前方不稳定的特征。这两种损伤的严重程度是相关的，因为非常大的 Hill-Sachs 损伤往往与前下关节囊的小损伤相关，而较大的关节囊损伤往往与小的 Hill-Sachs 损伤相关。不伴过度松弛的后方不稳常合并后关节囊损伤（后方 Bankart）。这些病变没有前关节囊损伤严重，也可伴有肱骨头前内侧压缩性骨折（McLaughlin 病变）。

这些不稳定通常可以通过修复盂唇关节囊损伤来成功治疗。如果这种修复在技术上是正确的，关节镜手术的结果可能与开放修复的结果相当。最后，如果存在关节盂缘病变，且大小与上述定义相同，则可能有必要使用骨瓣或骨块重建关节盂，以恢复稳定性。

- **B3 类：伴过度松弛的单向不稳定**

作者所在机构治疗不稳定的患者中，约有 30% 为伴过度松弛的单向不稳定。损伤的严重程度各不相同。包括需要复位的脱位，由患者自行复位的脱位，以及疼痛性半脱位，随后是频繁发作、几乎没有疼痛的复发性脱位，通常是自行治疗的。不适发生在肩关节外旋外展或前屈时。体格检查显示前向恐惧试验或后向恐惧试验阳性，但不是两者兼有。有明显的凹陷征，前后抽屉试验均呈阳性。不稳定方向的抽屉试验可能与恐惧有关。前方不稳时，过度外展试验阳性，后方不稳时，90° 外展时手臂的内旋通常较无症状的对侧增加。如果体格检查时对侧肩关节过度松弛，则将其分为前侧或后侧伴过度松弛的不稳定。

典型病损

创伤性前后关节囊损伤（3.1 类）也可能导致伴过度松弛的前方不稳定。这种损伤可能类似于那些没有过度松弛的损伤。对于下方的过度松弛，通常可发现肩袖间隙的开口，其需在手术中予以处理。如果外旋度数大大超过正常水平，则盂肱中韧带发育不良为其特征性表现。在手术中解剖加固这一结构可能很困难。典型的表现是前下盂唇小型创伤性损伤或纵裂或轻度脱离。关节囊容积很大，医生可能会试图想要使关节囊紧缩，但不应该这样做。Hill-Sachs 损伤常有，但可能很小。后方不稳定伴过度松弛的患者仅有轻微的盂唇部损伤。大多数情况下，这些病变几乎无法辨认。患者可能因前屈和内旋导致肩关节半脱位，但无法使肩关节向不同方向半脱位。患者还特别抱怨这种体位下的症状。凹陷征不是特别明显，但在肩关节内旋位时会出现。这意味着后关节囊功能不全，需要手术治疗。肩胛盂极少出现相关的异常。

- **B4 类：不伴过度松弛的多向不稳定**

不伴过度松弛的多向不稳定甚至比伴过度松弛的多向不稳定更为罕见。通常情况下，主诉至少两次严重的损伤或不稳定事件。这些损伤总是足够严重，需要就诊治疗。患者不确定哪个体位最不舒服。肩关节在前屈和内旋状态下，对外旋和外展感到不适。在体格检查中，前方和后方的恐惧试验都是阳性的，虽然其中一项可能强阳性，但这两种试验显然都不正常。没有凹陷征，内收时手臂外旋不超过 70°。抽屉试验位移很小，因此是阴性的，可能伴有恐惧感。如果没有过度松弛，但主观有不稳定感，病史和体格检查不能明确不稳定的方向，则必须排除不伴过度松弛的多向不稳定。

典型病损

不伴过度松弛的多向不稳定具有典型的前后不稳定相关的损伤，但无过度松弛（4.1 类）。可见骨性和囊性剥脱性损伤。前盂唇或后盂唇可能撕脱，使得开放手术困难。这种情况的最佳治疗方法是复杂的，可能需要分阶段的前后修复手术。外科手术应在尽可能正常的张力下解剖重建盂唇关节囊。

- **B5 类：伴过度松弛的多向不稳定**

伴过度松弛的多向不稳定是一种典型综合征，最初被描述为多向不稳定。如今，大多数被描述为多向不稳定的情况可能是伴过度松弛的单向不稳定，这比真正的主观多向不稳定要常见得多。伴过度松弛的单向不稳定占不稳定病例的 30% 左右，但真正的伴过度松弛的多向不稳定不到 5%。症状的出现可能与严重的创伤有关，但即使是轻微的损伤也可能产生伴过度松弛的多向不稳定。患者通常是在童年或青春期有反复微创伤的女性（体操运动员、游泳运动员）。大多数患者有全身过度松弛的征象，有时可能仅限于两肩。这种过度松弛可能是严重的，而且患者可能已经因为踝关节损伤、膝关节韧带损伤或其他关节不稳定而接受过手术。症状可能表现在肩关节的前方、后方，通常为下方。患者无法控制肱骨头相对于关节盂的位置，这与随意改变肱骨和关节盂相对位置的自主性不稳不同。半脱位一天可能发生多次。不稳定几乎都是半脱位，患者可以自行复位，而且常常不是很痛。在体格检查中，阳性的前、后和下抽屉试验显示至少有两个方向的恐惧，外旋和内旋通常显著增加，超出正常水平。

典型病损

伴过度松弛的多向不稳定通常具有前后向不稳定损伤和过度松弛的特点（5.1 类）。只有轻微的骨骼损伤，但存在关节囊损伤，包括肩袖间隙增宽、关节囊松弛和韧带拉长。保守治疗通常是成功的。这可能归因于肩部肌肉的增强训练很好地代偿了微小结构的损伤。

- **B6 类：伴自主性复位的单向或多向不稳定（自主性不稳定）**

    这种不稳定形式被称为伴自主性复位的单向或多向不稳定，以前被叫作自主性和习惯性不稳定，但这些名称造成了对这种不稳定认识上的混淆。有些儿童和成人患者在自己都没有注意到的情况下发生肩关节前脱位和（或）后脱位和（或）下脱位。然而，有些患者在病程早期学会自己复位肩关节并向医生展示复位手法，而这不应被误解为脱位手法。随着时间的推移，患者学会了如何调整肩关节的位置，从而使其脱位并随意复位肩关节。对于患者来说，这种复位姿势往往反而让其认为是不稳定的表现，因为之前并没有意识到发生了半脱位。患者可能会展现其让肩关节半脱位的能力，但这与心理障碍无关。自主性脱位通常是双侧且无痛的。复位反而可能引起疼痛和不适。如果不进行缓解疼痛的治疗，那些已经学会肩关节自主脱位与复位的儿童在功能和心理发展方面会有很好的预后。成年人经常能够在童年时期使他们的肩关节脱位。

    虽然保守治疗有可能取得很好的效果，但作者目前并没有得到普遍满意的结果。后方变异尤其如此。相反，研究表明，这种形式的自主性不稳定的患者可以成功地进行手术治疗。

- **C 类：自主性脱位**

    有三种类型的人可以随意使肩关节脱位。第一类没有痛苦，但惊讶地发现他们可以随意脱位和重新复位肩关节。这种情况不应该被称为不稳定，因为患者并没有失去对肩关节稳定性的控制。事实上，患者对肩关节的控制比平时更强，因为无论肱骨头是在关节窝内还是在关节窝外，都可以保持肩关节的位置。这些患者不需要治疗。如果不治疗，这些患者永远不会出现关节退行性改变，因此，不治疗是最好的选择。

　　第二类包括患有非自主性不稳定，随后发展为自主性半脱位（和复位）关节的患者。根据 B6 分型对其动态不稳定性进行分类然后制订治疗方案最为合适。

　　第三类患者非常少见，但对其识别十分重要，即那些利用关节脱位来获得关注或掩盖精神问题的患者。通常，这些都是年轻的女性。故意的不稳定应该引起人们对这种情况的怀疑，这不是肩部不稳定的表现，而是精神疾病的表现。因此，这些患者不应该接受骨科医生的治疗，而应该接受精神科医生的治疗。

7.10　肩关节不稳 Bayley 分型 [5-6] *

　　作者在皇家国立矫形外科医院提出并已使用多年的肩关节脱位分型系统由三个基本或相对独立的部分组成。

Ⅰ　创伤性结构型脱位

Ⅱ　非创伤性结构型脱位

Ⅲ　习惯性非结构型脱位（肌肉类型）

该系统适用于后脱位、前脱位、半脱位和完全脱位。它可扩展如下：

Ⅰ　创伤性结构型脱位

　　a）急性。

　　b）持续性。

　　c）复发性。

Ⅱ　非创伤性结构型脱位

　　a）复发性。

Ⅲ 习惯性非结构型脱位
    a）复发性。
    b）持续性。

每种类型的诊断都是在详细的病史和临床检查基础上进行的，然后进行关节镜检查，必要时还需进行功能性肌电图检查。我将展示每种类型的示例。病史应考虑导致第一次脱位所需的创伤程度，以及移位是完全的且需要正规复位的，还是不完全可自发性复位的。临床检查需要寻找韧带松弛的体征，特别是寻找异常肌肉类型的证据。是否存在关节面损伤是通过关节镜来确定的，对于临床检查阴性但高度怀疑非结构型不稳定的患者，功能性肌电图检查可寻找异常肌肉类型的证据。这三类的特征大致如下：

Ⅰ 创伤性结构型脱位
– 严重创伤。
– 常为 Bankart 缺损。
– 通常为单侧。
– 无异常肌肉类型。

Ⅱ 非创伤性结构型脱位
– 无创伤。
– 关节面结构损伤。
– 关节囊功能不全。
– 无异常肌肉类型。
– 常为双侧。

Ⅲ 习惯性非结构型脱位（肌肉类型）
– 无创伤。
– 关节面结构无损伤。
– 关节囊功能不全。
– 异常肌肉类型。
– 常为双侧。

Ⅱ类和Ⅲ类之间的相似之处不言而喻。此外，细心的医生在临床检查和关节镜检查时，很快就会发现不同类型之间可能会有很多重叠。例如，Ⅲ类中的一些患者确实有不同程度的创伤史。其他患者会有明显的肌肉表型问题，在关节镜下也会显示清晰的关节面损伤。因此，由上述变异可见，除了一些患者能够明确归入三个类型之外，还有一些患者似乎有——并且确实有——双重病理学表现。

或许可以通过画三个重叠的圆圈来描述这种特点。然而，这种模型倾向于压缩圆圈的互相重叠部分，可能会加重而不是减轻其迷惑性。作者更倾向于使用这种三角形模型，因为它更好地突出了三类患者之间可能出现的重叠。患者既可被归入这三类中的某一类，也可被置于它们之间的连线上。我们研究了 223 个存在不稳定的肩关节，并在三个轴上各自分出了两个亚组（图 27）。

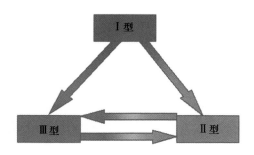

图 27　肩关节不稳定的分型[5]

7.11　肩关节前下不稳损伤 Habermeyer 分型[78]（图 28）

- **Bankart 线**
  - 经典 Bankart 损伤：软骨与盂唇的过渡区连续性不全，未见韧带附着点骨性脱落。
  - 双重盂唇损伤：盂唇与盂缘完全分离，盂肱下韧带在

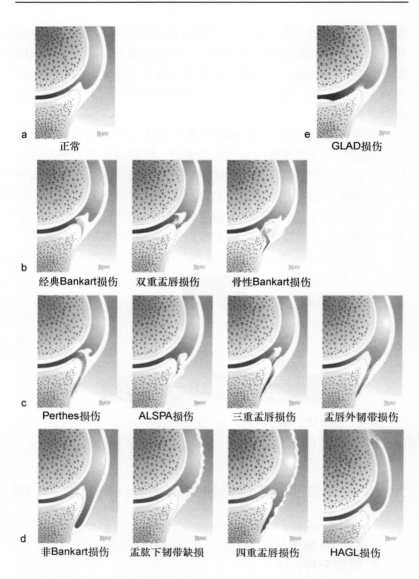

图 28 肩关节前下不稳定损伤分型。**a**. 正常。**b**. Bankart 线。**c**. Perthes 线。**d**. 关节囊线。**e**. GLAD 损伤

盂唇边缘的止点是完整的。这意味着盂唇与盂缘及盂
肱下韧带的双重分离。

- 骨性 Bankart 损伤：盂缘骨性撕脱骨折合并盂唇及肱盂
  下韧带分离。

■ **Perthes 线**

- 典型的 Perthes 损伤：盂唇及盂肱下韧带从盂缘完全分
  离，其中盂肱下韧带从肩胛颈（骨膜囊）骨膜下分离。
- ALPSA 损伤[104]：盂唇及盂肱下韧带从肩胛颈前侧分
  离，骨膜囊基底部瘢痕形成。
- 三重盂唇损伤：合并盂唇从盂缘撕脱、盂唇从盂肱下
  韧带撕脱及盂肱下韧带从肩胛颈撕脱。
- 盂唇外韧带损伤：盂肱下韧带从盂缘撕脱，其盂唇仍
  然完整。

■ **关节囊线**

- 非 Bankart 损伤：这种损伤为 Uhthoff 描述的特殊形式，
  即盂肱下韧带止于肩胛颈内侧，而不是在盂唇处。前
  方逐渐形成关节囊。盂唇通常发育不良，呈圆形及扁
  平形。见于习惯性不稳定的患者。
- 盂肱下韧带缺损：韧带内部缺损，盂肱下韧带延长和
  瘢痕化，发展成囊袋，与疝气相似，常伴有滑膜炎。
  盂肱下韧带严重缺损可能合并盂唇损伤。
- 四重盂唇损伤：完整的盂唇韧带复合体撕脱和磨损，
  伴盂唇韧带结构广泛消失。
- HAGL 损伤[137]：盂肱下韧带肱骨侧撕脱，少见但常
  合并肩胛下肌腱撕裂。

■ **GLAD 损伤**[105]：位于盂唇部移行区的软骨损伤，不伴
  盂唇分离。这种损伤是由直接创伤引起的，导致慢性疼
  痛，但不会引起明显的不稳定。

7.12 肩关节后向不稳 Ramsey 和 Klimkiewicz 分型[108]

作者描述了一种基于解剖学的复发性后向半脱位分型方法，而不是更传统的基于病因的分型方法，通过定义产生不稳定的病理过程来促进治疗。这种基于解剖学的分型系统的显著特征总结如下：

- **后向脱位**
  - 急性后脱位
  - 慢性（锁定）后脱位
- **复发性后向半脱位**
  - **自主性**
    - 精神性
    - "习得性"
  - **发育不良性**
    - 关节盂后倾
    - 肱骨头后倾
  - **获得性**
    - 软组织功能不全
    - 骨缺损
    - 肩胛胸廓功能障碍

急性后脱位

急性后脱位罕见，约占所有脱位的 5%。肩关节前部的直接创伤、后向直接暴力作用于处于内收位的手臂，以及间接的肌肉强力收缩（癫痫发作或电击）均可引起后脱位。

复发性后向半脱位

自主性复发性后向半脱位

自主性复发性后向半脱位是指患者能有意或无意地通过异常的肌肉收缩使他们的肩关节出现半脱位。在这组患者中，盂肱关节起初没有病理解剖结构改变。随着时间的推移，肱盂韧带可能会被拉长，从而导致非自主性不稳定。其中一些患者有潜在的精神障碍，这是导致随意的自主性后向半脱位的原因。Rowe 教授把这些患者称为习惯性脱位者。习惯性脱位者与其他后向半脱位患者不同，习惯性脱位患者已经学会了如何通过主观意愿使肩关节半脱位来重现其不稳定性。即使医师倾尽全力，习惯性脱位患者也会使所有的治疗努力（手术或非手术）失败，因为其不正常的心理需求会迫使他们进行肩关节半脱位。治疗这类患者的关键是心理治疗，应根据他们的心理需求来指导。此类患者禁忌手术治疗。

第二组患者可以自主重现其不稳定性，但他们没有潜在的心理问题。这是一种习得的行为，随着时间的推移可能会发展成非自主性脱位。正是这种非自主性脱位使患者感到烦恼并且就诊。

自主性半脱位患者的肌电图评估显示，某些肌群受到选择性抑制，导致力偶不平衡，引起后向半脱位。在某些患者中发现，三角肌和胸大肌的激活没有遭到后方短外旋肌的对抗，导致肱骨头被向后推。但另一方面，Pande 教授发现后方短外旋肌及三角肌后束的收缩没有被正常对抗，从而导致肱骨头被往后拉。

发育不良性复发性后向半脱位

盂肱关节的骨结构发育不良是复发性后向半脱位的另一个不常见原因。局限性的关节盂后份发育不良、肩胛盂后倾角度增加，以及肱骨头后倾增加是复发性后向半脱位的潜在原因。

获得性复发性后向半脱位

由于重复微小创伤或单一创伤事件而导致后向不稳定在复发性后向半脱位患者中最为常见。

导致骨和软组织异常的创伤性事件可导致继发的后向不稳定。由于这种不稳定的病因对治疗来说并不像导致复发性后向半脱位的潜在病理变化那么重要，我们根据解剖病变来定义获得性复发性后向半脱位。关节囊、盂唇、肩袖肌肉组织和关节盂的损伤可导致复发性后向半脱位。最一致的缺陷与后关节囊的冗余有关。此外，正常的肩胛胸廓运动功能障碍会使盂肱关节处于复发性不稳定的风险中。

与前关节囊不同，后关节囊很薄。后关节囊和后方盂唇是后方主要的静态稳定因素。动态的后方稳定性是由肩袖肌肉组织赋予的。复发性后向半脱位患者最一致的发现是扩张的后关节囊。后关节囊要么随着时间的推移被拉长，要么因单次创伤而撕裂，并在处于伸长状态时愈合，从而导致关节囊的容积增大。后盂唇撕裂可在复发性后向半脱位中被发现，然而，它们通常是退行性撕裂，关节囊和盂唇撕脱（即逆行 Bankart 损伤）少见。

获得性后向半脱位较少由后关节盂缘缺损引起。虽然这种情况少见，但确实存在，怀疑时应进行影像学检查。后关节盂磨损程度与复发性后向半脱位之间的关系尚未确定。似乎有理由假设，较大的后关节盂缺损会削弱关节盂对肱骨头后向移位的支撑作用。

肩胸节律障碍可能会损害盂肱关节的稳定性。前锯肌在肩胸节律中起着关键作用，该肌肉的麻痹会导致翼状肩和肌肉抬举力量的丧失，这可能会潜在影响盂肱关节的稳定性。

前锯肌瘫痪导致翼状肩的患者，肩胛胸廓动力学改变可能导致盂肱不稳定。对于有盂肱不稳和轻微肩胛胸廓功能障碍的患者，尚不清楚关节不稳是肩胛胸廓动力学改变的结果还是原因。

7.13 关节盂缘损伤 Bigliani 分型[10]（图 29） *

Ⅰ 型：撕脱的骨块附着在分离的盂唇上。
Ⅱ 型：撕脱的骨块与盂唇分离。
Ⅲ A 型：前关节盂缺损＜ 25%。
Ⅲ B 型：前关节盂缺损＞ 25%。

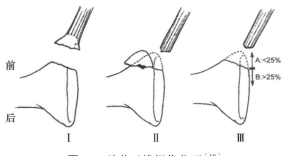

图 29　关节盂缘损伤分型[10]

7.14　Hill–Sachs 损伤关节镜下 Calandra 分型[19]*

Calandra 等[19]采用关节镜对 32 例患者进行前瞻性研究，以确定由初始肩关节前脱位引起的关节内病变。

他们通过关节镜对 Hill-Sachs 损伤进行分级：

- **Ⅰ级**是关节软骨缺损直至软骨下骨，但软骨下骨正常。
- **Ⅱ级**包括软骨下骨。
- **Ⅲ级**表示软骨下骨存在较大缺损。

7.15　显著性 Hill–Sachs 损伤 Burkhart 和 DeBeer 分型[18]

肩关节外展和外旋时的动态关节镜检查揭示了这些症状的结构性病因：肱骨一侧有关节弧缺损，伴有咬合性 Hill-Sachs 损伤（图 30A）。也就是说，在手臂外展 90° 的情况下，如果肩关节外旋超过 30°，Hill-Sachs 损伤会咬合到关节盂前缘，患者会感觉到这种咬合是一种弹跳或被抓住的感觉。

作者将**咬合性 Hill-Sachs 损伤**定义为：当肩关节处于外展和外旋的功能位时，缺损的长轴平行于关节盂前缘，从而使 Hill-Sachs 损伤处与关节盂前缘咬合（图 30B）。**非咬合性 Hill-Sachs**

损伤是指在肩关节处于外展和外旋功能位的情况下，其缺损长轴与关节盂前缘呈对角线而非平行（图 30C），或当肩关节处于后伸或轻度外展（＜70°外展）的非功能位时，才出现咬合。因为第一类非咬合的 Hill-Sachs 损伤在外旋时与关节盂前缘呈对角线，所以关节面之间可连续接触。关节镜下 Bankart 修复对这样的肩关节是合适的，因为它们没有功能性关节弧缺损。

显然，对于每一种 Hill-Sachs 损伤，肩关节都有一个特定位

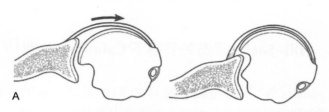

图 30　显著性 Hill-Sachs 损伤的分型。A. 这是一个很大的 Hill-Sachs 损伤，累及很大一部分肱骨关节面。在这种情况下，即使没有 Bankart 损伤，Hill-Sachs 损伤也可以咬合到关节盂前缘，导致类似于半脱位的症状。作者称之为关节弧缺损

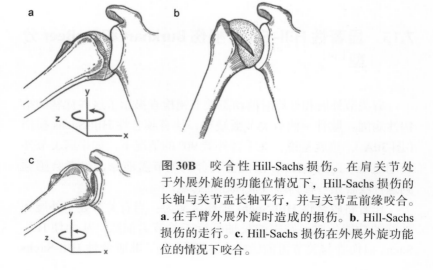

图 30B　咬合性 Hill-Sachs 损伤。在肩关节处于外展外旋的功能位情况下，Hill-Sachs 损伤的长轴与关节盂长轴平行，并与关节盂前缘咬合。a. 在手臂外展外旋时造成的损伤。b. Hill-Sachs 损伤的走行。c. Hill-Sachs 损伤在外展外旋功能位的情况下咬合。

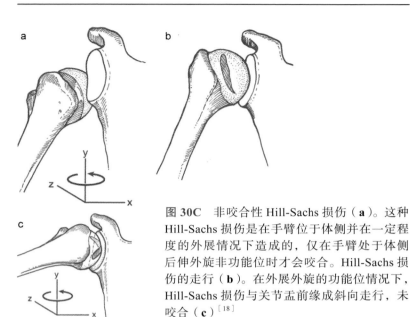

图 30C　非咬合性 Hill-Sachs 损伤（a）。这种 Hill-Sachs 损伤是在手臂位于体侧并在一定程度的外展情况下造成的，仅在手臂处于体侧后伸外旋非功能位时才会咬合。Hill-Sachs 损伤的走行（b）。在外展外旋的功能位情况下，Hill-Sachs 损伤与关节盂前缘成斜向走行，未咬合（c）[18]

置使得肱骨缺损与关节盂前缘咬合。当肩关节处于功能位时，症状最严重，这通常包括前屈、外展和外旋的结合。然而，作者发现，许多 Hill-Sachs 损伤咬合只有在肩关节处于一定程度的后伸时才会发生，除了投掷棒球以外，这个姿势对其他活动都是非功能位；或者在外展小于 20° 位时发生咬合，这也是非功能位。因此，我们将这第二组 Hill-Sachs 损伤定义为非咬合性。

　　Hill-Sachs 损伤的走行方向完全取决于肱骨头与关节盂卡压时两者的相对位置。卡压可在肩关节处于任何外展角度或上臂在体侧时发生，该角度并不一定就是肩关节脱位时的外展角度。例如，脱位时肩关节可处于 90° 外展位，脱位后则处于 0° 外展位。因此，与肩关节位于外展外旋位时发生的卡压相比，上臂位于体侧、肩关节有一定后伸情况下发生的卡压，Hill-Sachs 损伤走行会更加垂直，位置会更偏高。这通常是非咬合性损伤。

7.16 创伤后肩前方不稳的盂唇韧带复合体损伤演变 Gleyze 和 Habermeyer 分型[50] *

每个阶段都是由新的损伤来定义的（图31）。

- **第一阶段**：第一阶段的特点是盂唇附着处存在一个单独的简单损伤，即单独的盂唇处分离伴骨膜铰链形成（Bankart损伤）。第一前铰链是第一阶段中唯一塌陷的结构。

- **第二阶段**：第二阶段的特点是盂肱下韧带附着处出现双重损伤，此为盂唇和盂肱下韧带的联合损伤。盂肱下韧带的分离是由持续的盂唇下骨膜延伸变形所致（Perthes损伤）。这一阶段代表第二前铰链的断裂。

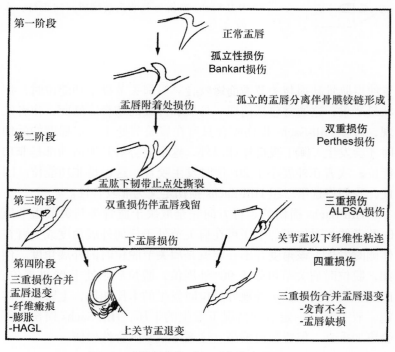

图31　连续损伤按时间顺序分为四个阶段

- **第三阶段**：第三阶段的特点是三重损伤，以及关节盂水平以下分离的结构出现进行性退行性改变。在前两个病灶可能已经愈合的部位形成纤维瘢痕。
- **第四阶段**：第四阶段以四重损伤为标志。退变过程延伸到关节盂以上，盂唇韧带复合体开始逐渐消失。

7.17　过顶或投掷运动员肩关节损伤/功能障碍（撞击和不稳定）Kvitne 和 Jobe 分型[73]

根据详细的病史、体格检查和关节镜检查所得到的初步诊断信息，大多数患有顽固性肩前疼痛的投掷运动员可以被归入以下四组之一。

- **第Ⅰ组**
  - 单纯撞击。
  - 稳定。
- **第Ⅱ组**
  - 慢性盂唇和关节囊微创伤导致的原发性不稳定。
  - 继发性撞击
    A. 内撞击。
    B. 肩峰下撞击。
- **第Ⅲ组**
  - 广泛的韧带超弹性导致的原发性不稳定。
  - 继发性撞击
    A. 内撞击。
    B. 肩峰撞击。
- **第Ⅳ组**
  - 单纯不稳定（创伤性）。
  - 无撞击。

第 I 组

这些过顶或投掷的运动员通常年龄较大，他们的肩痛与单纯的原发性撞击有关，但不存在盂肱关节不稳定。撞击试验引起受累肩关节局部疼痛。不稳定试验通常是阴性的，然而，存在严重撞击的运动员有时会因为恐惧试验而感到疼痛。由于肩关节是稳定的，复位试验并不能缓解他们的疼痛。

麻醉下的检查表明肩关节是稳定的。由于没有不稳定，关节镜检查结果显示前、下关节盂唇和盂肱韧带正常。肩峰下间隙常因炎症、纤维化和肩峰下囊致密瘢痕而模糊不清。在年龄较大的运动员中——通常是那些年龄超过 35 岁的运动员——肩峰可能存在一个下方骨赘，可以看到它与喙肩韧带一起撞击到肩袖的上表面。最近也有肩峰下撞击的病例，唯一的刺激征是在喙突后间隙或喙肩韧带后面的单独滑囊粘连，这可能很明显。然而，当这些发现与不稳定的盂肱关节相关联时，则认为患者存在潜在的不稳定是其主要问题，撞击为次要现象（II B 组、III B 组）。

第 II 组

由于反复的投掷动作所带来的关节囊和盂唇的慢性微创伤，这些运动员出现了原发性不稳定（半脱位），伴有继发性肩峰下撞击（II B 组），或者更有可能是沿着肩袖下表面的继发性关节盂后上缘内撞击（II A 组）。正如预期的那样，那些肩峰下撞击的运动员在撞击试验中疼痛位于前方或上方。另一方面，那些有内撞击的患者在撞击试验中有后方或上方的疼痛。由于他们存在潜在的原发性不稳定，对这些运动员行恐惧试验时，有不适（但不是恐惧）的痛感。然而，当再加上复位试验时，痛感会随着肱骨头脱位的减少而减轻，从而缓解继发性撞击的激惹。

遗憾的是，在麻醉下对这些患者进行检查通常并没有很大帮助，因为他们的原发性不稳定很轻微，以至于经常没有被发现。而关节镜检查的结果非常有帮助，因为这些运动员经常表现为前盂唇损伤，盂肱下韧带复合体前束变薄，以及肱骨头向前移位

（半脱位）。与潜在不稳定相关的继发性改变还可能包括内撞击患者的肩袖下表面的磨损和后上唇的损伤（ⅡA 组）。对于继发性肩峰下撞击的患者（ⅡB 组），关节镜检查包括肩峰下的粘连、纤维变性以及瘢痕环，可能还包括沿喙肩韧带的磨损性改变。

第Ⅲ组

这些运动员具有广泛的韧带过度松弛，其结果是发展为原发性盂肱关节不稳定并伴有继发性撞击。由于全身韧带松弛，这些患者可能会表现出肘关节、膝关节或掌指关节的过伸，可以将外展的拇指过伸触及前臂。与第二组的患者一样，这些运动员在撞击试验中会有疼痛，在恐惧试验中会有疼痛（但不是恐惧）。当进行复位试验时，由于肱骨头保持在脱位减少的位置，与恐惧试验相关的疼痛得到缓解。这些患者在麻醉下的查体通常存在双侧肩关节的不稳定（很多时候，这些患者表现为多向不稳定，最常见的不稳定是前/下方向）。关节镜检查的结果可能包括盂肱下韧带复合体前束的萎缩或增生，以及前关节囊的萎缩，但没有相关的前下盂唇损伤。轻微手法就很容易使肱骨头向前产生半脱位，这些患者一致表现出穿透征阳性。由于存在潜在的不稳定，他们也可能表现为肩袖下表面或者盂唇上方的磨损（ⅢA组），或是肩峰下或喙突后软组织的粘连（ⅢB 组）作为其继发性改变。

第Ⅳ组

最后一组运动员表现出单纯的原发性盂肱关节不稳，但没有撞击征。这些患者通常存在单一的创伤因素病史，导致盂肱关节的前向半脱位或脱位。大多数运动员在做投掷动作时不会遭受这种肩部损伤，然而，当运动员用力滑跑上垒时，或者在与另一名运动员发生碰撞时可能会遭受这种损伤。这些运动员通常没有肩峰撞击的情况存在。他们在恐惧试验中表现出疼痛、恐惧或两者兼而有之，并通过复位试验能让这些症状缓解。在麻醉状态下，这些运动员会出现明显的单向盂肱关节不稳定（最常见的是前向不稳定）。典型的关节镜检查结果包括肩袖组织正常，但存在前方盂唇的损伤（Bankart 损伤），以及肱骨头的半脱位和脱位。

通过对这些运动员的特殊病理过程进行分类，可以制订更合理的治疗方案。

7.18 创伤性前向慢性不稳相关的盂唇韧带损伤关节镜下 Boileau 分型 [66] *

这项 100 例患者前瞻性关节镜研究的目的是将创伤性前向慢性不稳相关的关节囊韧带损伤分成三类：关节盂、肱骨和盂肱中韧带。

根据位置（图 32a）和关节盂周围盂唇分离的重要性，作者指出：

盂唇损伤的五种类型

- 半数（52%）病例出现了典型的 Bankart 损伤：上盂唇的分离可位于 C 区（9%）、CD 区（13%）或 BCD 区（30%）（图 32b）。
- 在 A 区，26% 的病例（向上延伸）出现了 Bankart 损伤，伴有上盂唇分离和肱二头肌长头腱嵌入（SLAP 损伤）。盂唇分离的确切位置是 ABCD（16%）或 ABC（10%）（图 32c）。
- 在 E 区，8% 的病例出现后盂唇（向后延伸）分离的 Bankart 损伤。盂唇分离的确切位置为 CDE（2%）或 BCDE（6%）（图 32d）。
- 6% 的病例存在盂唇圆周分离，并伴有 A 区、B 区、C 区、D 区、E 区和 F 区的向上向后延伸。盂唇分离的确切位置是 ABCDE（1%）、ABCDEF（3%）或 ABCEF（2%）（图 32e）。
- 无 Bankart 损伤：在 8% 的病例中，在关节盂未发现关节囊韧带分离。在这种情况下，要么有一个薄薄的关节囊，要么关节囊撕裂扩张（图 32f）。

韧带损伤的四种类型

根据关节囊韧带损伤的可能范围进行分区（图 32g）：

■ 单独的盂肱中韧带从关节盂分离，无韧带撕裂或扩张。在这种情况下，损伤被标记为字母"G"（关节盂）。这种单纯的盂唇损伤被认为是"单纯损伤"（图 32h）。

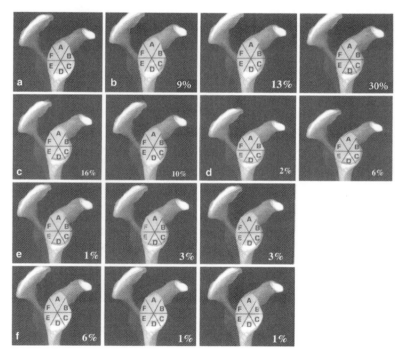

图 32　**a**. 六个关节盂区（A～F）。**b**. 典型的 Bankart 损伤。**c**. 向上延伸（伴有 SLAP 损伤）。**d**. 向后延伸。**e**. 向周围扩展（向上和向后）。**f**. 无 Bankart 损伤（无盂唇分离）。**g**. 韧带损伤。**h**. 单纯损伤（盂肱中韧带从关节盂分离）。**i**. 双重损伤（盂肱中韧带从关节盂分离 + 韧带内扩张或撕裂）。**j**. 三重损伤（盂肱中韧带从关节盂和肱骨分离 + 韧带内扩张或撕裂）。**k**. 韧带内损伤（韧带内扩张或撕裂，无盂肱扩张）

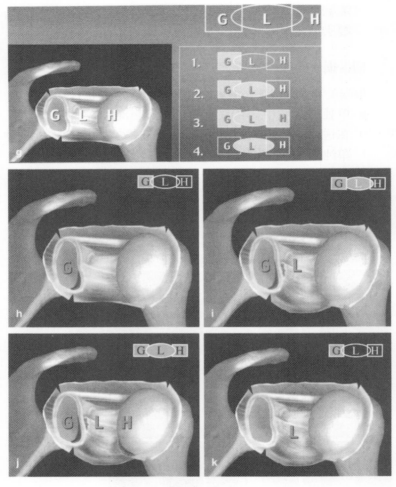

图 32 （续）

- 关节盂侧盂肱中韧带分离伴韧带内扩张或撕裂。在这种情况下，损伤被标记为字母 "G + L"（关节盂＋韧带）。合并的盂唇和韧带损伤被认为是 "双重损伤"（图 32i）。
- 关节盂侧和肱骨侧的盂肱中韧带分离，伴有韧带内扩张或撕裂。在这种情况下，损伤以字母 "G + I + H"（关节盂＋韧带＋肱骨）标记。这种延伸至肱骨侧的盂唇和韧带联合损伤被认为是"三重损伤"（图 32j）。

- 盂肱中韧带扩张，无任何关节盂或肱骨囊膜分离。在这种情况下，病变用字母"L"（韧带）标记。这种单纯的盂唇损伤被认为是"韧带内损伤"（图 32k）。

因此，所有可见的损伤都可以进行分类，例如，标记为 BCD/GL 的损伤对应于前下部盂唇的分离，伴关节盂处的韧带分离以及韧带扩张或撕裂等。

（张磊　周鑫　译　扶世杰　校）

肩锁关节

8.1 肩锁关节间隙和胸锁关节间隙 De Palma 形态分析 *

在胸锁关节和肩锁关节完整、胸骨处于中立位的情况下，可以观察到锁骨外侧 1/3 表现出不同程度的向前扭转（图 33a）。通过对 66 个尸体标本的肩锁关节进行研究，发现参与肩锁关节构成的锁骨远端的形态可以分为三种不同的类型（图 33b）：

- **1 型**：在 1 型中，锁骨外侧 1/3 的向前扭转量最大。锁骨肩峰端扁平而薄，肩锁关节面小。肩锁关节平面向下、向内倾斜，倾斜角度为 10°～22°，平均 16°。在锁骨的胸骨端，胸锁关节平面接近垂直面，并且向下、向外倾斜。倾斜角度为 0°～10°，平均 7.5°。

- **2 型**：2 型锁骨外侧 1/3 的向前扭转量比 1 型小。此外，锁骨肩峰端较为粗大，接近圆柱形。肩锁关节平面与垂直方向的夹角大于 1 型，平均为 26.1°。此外，与 1 型比较，2 型较为平直，表现为锁骨外侧曲线的弧度较小。胸锁关节平面角度稍大，平均倾斜角度为 10.9°。

- **3 型**：3 型中锁骨外 1/3 的向前扭转量最少。锁骨肩峰端粗而圆，肩锁关节面接近完整的圆形。锁骨外侧的曲线构成的弧度小于 1 型和 2 型中的弧度。肩锁关节平面不是水平的，平均角度为 36.1°；而另一方面，胸锁关节的平面与垂直面之间平均夹角为 13.9°。

从 1 型到 3 型，肩锁关节和胸锁关节之间的夹角逐渐增大，而锁骨外侧曲线的弧度逐渐减小，锁骨外侧端表现得较为平直。研究的 66 个标本中，27 个（41%）为 1 型，32 个（48%）为 2 型，

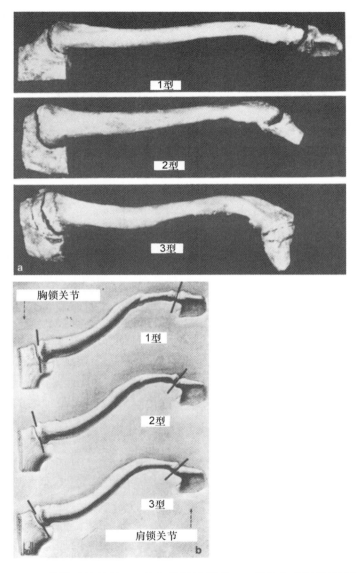

图 33 **a**. 三种类型锁骨外 1/3 的向前扭转程度。**b**. 锁骨向前扭转的程度决定了位于锁骨肩峰端的肩锁关节面、锁骨胸骨端的胸锁关节面的倾斜度，从而使胸锁关节和肩锁关节进一步细分为三种类型

7 个（11%）为 3 型。肩锁关节和胸锁关节的形态学研究具有重要的临床应用价值。进一步临床研究发现，肩锁关节退行性改变发生率与上述形态学变化之间存在相关性。

绝大多数人群中肩锁关节形态是 1 型。与其他类型肩锁关节相比，生物力学研究发现，在运动过程中 1 型肩锁关节承受更多的剪切力作用。此外，由于该型关节面比其他两种类型的关节面小，在活动时承受的应力更大，导致该类型肩锁关节人群更容易发生肩锁关节软骨退行性改变。

8.2 肩锁关节脱位 Tossy 分型 [129]

通过分析对 49 例肩锁关节脱位患者长达 10 年的随访，作者根据肩锁关节解剖结构受损伤的程度对急性肩锁关节脱位进行分型，其目的是根据简单使用的急性肩锁关节损伤分型为临床具体治疗方法（保守治疗或手术治疗）选择提供参考依据。

肩锁关节脱位根据相应的韧带损伤程度分为三个等级。韧带损伤程度与锁骨和肩峰之间移位程度相关。

- **1 度**：肩锁关节囊拉伤和挫伤，疼痛，肩锁关节肿胀和压痛。X 线片上没有明显的畸形，可以表现有轻度的肩锁关节分离。

- **2 度**：肩锁关节局部疼痛、肿胀、畸形，锁骨肩峰端突起，压痛明显，患者不愿或无力上举患肩。建议拍摄双侧肩关节对照 Zanca 位（负重或非负重），表现为锁骨肩峰端和肩峰之间失去正常的对合关系：与健侧相比，锁骨向头侧移位约为肩锁关节直径的一半。同时，锁骨下缘与喙突之间的垂直距离（喙锁间隙）增加。这些影像学的改变提示锥状韧带和斜方韧带部分撕裂。通常需要测量锁骨和肩峰、锁骨和喙突之间骨性结构改变的程度，但是喙锁间隙改变是确定肩锁关节脱位程度的主要影像学指标。

■ **3 度**：肩锁关节畸形明显，锁骨肩峰端向后、向上移位，压迫皮肤。疼痛明显，肩关节活动受限。X 线片显示肩锁关节明显分离，分离程度大于肩锁关节直径一半；喙锁间隙明显增宽提示锥状韧带和斜方韧带已经完全撕裂。

8.3　肩锁关节损伤 Allman 分型 [1]

肩锁关节损伤根据相应的韧带损伤程度分为三个等级：

■ **Ⅰ 度损伤**的创伤机制与低能量损伤有关，仅累及部分肩锁韧带和肩锁关节囊。肩锁关节没有松弛或不稳定，疼痛轻微，局部压痛。急性期影像学检查结果可正常，但是随访中可以发现锁骨远端出现骨膜下钙化。

■ **Ⅱ 度损伤**（图 34a）的创伤机制与中等能量损伤有关，关节囊和肩锁韧带断裂，喙锁韧带完整。这种损伤常被称为半脱位（subluxation）或肩锁关节松弛不稳定。疼痛和压痛局限于肩锁关节，常伴有肩锁关节畸形，关节松弛。X 线片显示锁骨肩峰端与肩峰之间的正常对合关系消失，锁骨向上移位，明显高于肩峰。当怀疑肩锁关节损伤时，应在影像学检查时在腕关节悬吊 10 ～ 15 磅（约 4.5 ～ 6.8 kg）重量拍摄双肩应力 X 线片。Ⅱ 度损伤的特点是应力位拍片锁骨向上移位程度不超过锁骨的宽度。

■ **Ⅲ 度损伤**（图 34b）通常与高能量损伤有关，肩锁韧带和喙锁韧带均发生断裂，表现为肩锁关节脱位。肩锁关节和喙突处疼痛和压痛。畸形明显，锁骨肩峰端容易触及。影像学表现为锁骨远端高于肩峰上表面，锁骨与喙突之间的喙锁间隙增宽。

应特别注意鉴别肩锁关节向后脱位，表现为锁骨肩峰端向后移位。肩锁关节向后脱位的创伤机制是锁骨远端受到直接打击或是摔伤时肩部后上方直接着地。肩锁关节向后脱位容易漏诊，因为即使在应力位 X 线片上，锁骨远端也不会表现为向上移位。

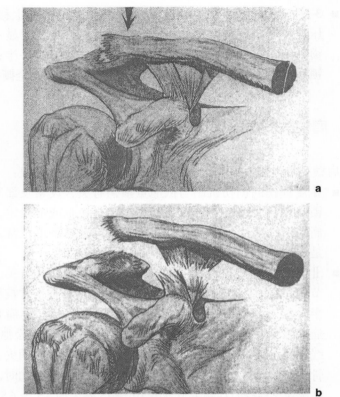

图 34　**a**. 肩锁关节脱位Ⅱ度示意图。**b**. 肩锁关节脱位Ⅲ度示意图

8.4　肩锁关节损伤 Rockwood 分型[115]

在 Tossy[129] 肩锁关节脱位分型的基础上，Rockwood 把 Tossy 3 度肩锁关节脱位进一步细分，增加了Ⅳ型、Ⅴ型和Ⅵ型损伤。Rockwood 肩锁关节脱位 1 度到 3 度与 Tossy 的分型相同。虽然"完全性"肩锁关节脱位的治疗方法存在争议，但是对于大多数 Rockwood 肩锁关节脱位Ⅳ型、Ⅴ型和Ⅵ型的治疗方式是手术治疗，因此，对 Tossy 肩锁关节脱位Ⅲ型进一步细分，建立一

个更准确的分类系统是合理和可行的。修改后的 Rockwood 肩锁
关节脱位分型如下：

- Rockwood 肩锁关节脱位 Ⅰ 型：
  肩锁关节韧带损伤
  肩锁关节正常
  喙锁韧带正常
  三角肌和斜方肌正常
- Rockwood 肩锁关节脱位 Ⅱ 型：
  肩锁关节分离
  肩锁关节变宽：与正常肩关节相比可能有轻微的垂直分离
  喙锁韧带损伤
  肩锁间隙可能有轻微增宽
  三角肌和斜方肌完整
- Rockwood 肩锁关节脱位 Ⅲ 型：
  肩锁关节韧带断裂
  肩锁关节脱位，肩关节下移
  喙锁韧带断裂
  喙锁间隙比健侧增宽 25% ～ 100%
  三角肌和斜方肌从锁骨远端附着点撕脱
  Rockwood 肩锁关节脱位 Ⅲ 型特殊亚型：
  假性脱位：青少年，锁骨远端从完整的骨膜中脱出
  骨骺损伤
  喙突骨折
- Rockwood 肩锁关节脱位 Ⅳ 型：
  肩锁韧带断裂
  肩锁关节脱位，锁骨向后移位嵌顿于斜方肌或穿过斜方肌
  喙锁韧带完全断裂
  喙锁间隙可能增宽，但也可表现为和健侧肩关节接近
  三角肌和斜方肌从锁骨远端附着处剥离
- Rockwood 肩锁关节脱位 Ⅴ 型：
  肩锁韧带断裂

　　　喙锁韧带断裂

　　　肩锁关节脱位，锁骨和肩峰之间分离明显（喙锁间隙比健侧增宽 100% ～ 300%）

　　　三角肌和斜方肌从锁骨远端附着处剥离

- Rockwood 肩锁关节脱位 Ⅵ 型：

　　　肩锁韧带断裂

　　　喙锁韧带断裂存在喙突下型和肩峰下型

　　　肩锁关节脱位，锁骨移位到肩峰或喙突下方

　　　喙锁间隙在喙突下型中出现反转（锁骨在喙突下方），在肩峰下型中减小（锁骨在肩峰下方）

　　　三角肌和斜方肌从锁骨远端剥离

Ⅰ 型

　　在肩关节处施加低能量会对肩锁韧带纤维产生轻微的张力。如果韧带完整性良好，肩锁关节保持稳定（图 35a）。

Ⅱ 型

　　在肩关节处施加中等能量就足以导致肩锁关节韧带撕裂（图 35b）。肩锁关节韧带撕裂后，锁骨远端发生水平方向（即前后）不稳定，因为喙锁韧带完整，肩锁关节垂直方向（即上下）的稳定性得以维持。肩胛骨可向内侧旋转，使得肩锁关节变宽。锁骨远端可能有轻微的向上移位，原因可能与伤时喙锁韧带轻微拉伸有关。

Ⅲ 型

　　在肩关节处施加高能量，会发生肩锁关节完全性脱位。在典型的 Ⅲ 型损伤中，肩锁韧带和喙锁韧带断裂（图 35c）。随着肩胛骨和肩关节复合体下垂，锁骨远端向上移位。三角肌和斜方肌从锁骨远端附着处剥离。

Ⅲ 型特殊亚型

　　最常见的是锁骨远端和肩峰关节面完全分离，并伴有肩锁

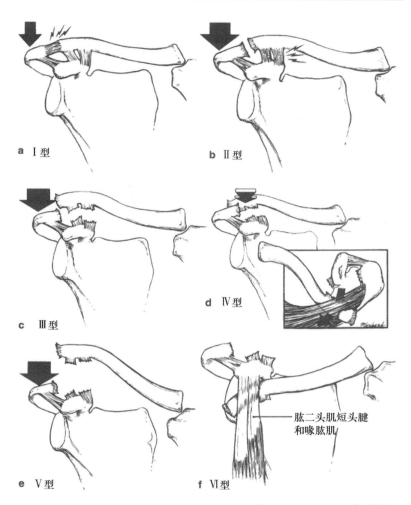

图 35　肩锁关节韧带损伤分型。**a.** 在 Ⅰ 型损伤中，对肩关节施加低能量
（箭头）不会导致肩锁韧带或喙锁韧带断裂。**b.** 中等能量（箭头）作用于
肩部会导致肩锁韧带断裂，但喙锁韧带保持完整。**c.** 当肩关节承受高能量
后（箭头），肩锁韧带和喙锁韧带都会发生断裂。**d.** Rockwood 肩锁关节脱
位Ⅳ型：不仅韧带断裂，锁骨远端也向后移位，嵌顿于或穿过斜方肌。**e.** 随
着肩关节承受的应力增加（箭头），肩锁韧带和喙锁韧带均可发生断裂，同
时斜方肌和三角肌会从锁骨附着处剥离，造成锁骨和肩峰之间发生严重分
离移位。**f.** 锁骨远端下脱位，锁骨位于喙突下方、肱二头肌和喙肱肌腱后
方，肩锁韧带和喙锁韧带断裂

韧带和喙锁韧带完全断裂。儿童和青少年偶尔会发生完全性肩锁关节脱位。X线片显示锁骨远端骨骺向上移位，喙锁间隙明显增宽。这种肩锁关节脱位其实是 Salter-Harris Ⅰ 型或 Ⅱ 型损伤，骨骺和完整的肩锁关节在其原有的解剖位置，而锁骨远端干骺端从骨膜背侧纵向撕裂口向上移位。认识这种损伤的重要性在于完整的喙锁韧带仍然与骨膜袖套附着。非手术治疗经常会使锁骨骨折愈合，因而重建了喙锁韧带的完整性。那些推荐手术修复的学者在所选择的病例中强调了修复骨膜背侧撕裂口的重要性。

Ⅲ 型损伤的第二个亚型是罕见的肩锁关节面分离合并喙突骨折。这种"三重损伤"的损伤机制是肩峰受到外力撞击同时发生肘部对抗阻力的强行屈曲。在报道的两个病例中，患者均接受了手术修复。

手术和非手术两种方法均被报道用于治疗肩锁关节脱位伴喙突骨折而喙锁韧带完整的患者。在两组患者中结果是相似的。因此，许多学者推荐非手术治疗。喙突骨折往往是关节外骨折。然而，我们曾经遇到这样的病例，喙突骨折块移位于关节盂的一个重要位置。联合腱的作用使喙突非常明显地移位于关节盂的外下方。这就需要切开复位内固定术。

Ⅳ 型

Rockwood 肩锁关节脱位 Ⅳ 型相对少见。当作用在肩峰上的应力使得肩胛骨向前向下移位时，锁骨向后移位嵌顿于斜方肌或穿过斜方肌（图 35d）。如果锁骨向后移位程度较大，可压迫肩关节后侧的皮肤，造成局部出现凹陷。关于肩锁关节后脱位的文献较少，多为小宗病例报道或个案报道。

锁骨双极脱位（即肩锁关节和胸锁关节同时脱位）更为罕见，相关文献中报道极少。据文献报道，锁骨双极脱位通常表现为肩锁关节向后脱位（Rockwood 肩锁关节脱位 Ⅳ 型）伴胸锁关节向前脱位。对肩锁关节损伤患者进行系统全面评估，特别是对胸锁关节的评估非常重要。

V 型

与 Rockwood 肩锁关节脱位Ⅲ型相比，肩锁关节脱位 V 型软组织损伤程度更为严重。肩锁韧带、喙锁韧带和三角肌斜方肌等附着在锁骨远端上的肩锁关节稳定结构均受到损伤（图 35e）。锁骨受胸锁乳突肌的牵拉，向上移位，同时受患肢重量作用，肩关节向下移位导致肩部畸形。

Ⅵ型

锁骨远端向下脱位的 Rockwood 肩锁关节脱位Ⅵ型非常罕见。该创伤多由高能量损伤导致，并常伴有多发性损伤。其脱位的机制是受伤时上肢极度外展和前臂外旋并同时伴有肩胛骨的回缩。肩锁关节脱位表现为锁骨远端位于肩峰下或喙突下（图 35f）。在所有报道的喙突下脱位病例中，锁骨都卡在完整的联合腱后面。在肩峰下或喙突下脱位中，肩锁韧带断裂。喙锁韧带在肩峰下脱位时完好无损，而在喙突下脱位时则完全断裂。同样，附着于锁骨远端的三角肌和斜方肌的完整性取决于锁骨移位的程度。

（曾胜强　王勋　译　何震明　校）

9 胸锁关节

胸锁关节损伤 Allman 分型[1]

该类型损伤是指胸锁关节囊以及胸锁韧带、肋锁韧带或两者损伤同时发生。

- 胸锁关节 **Ⅰ** 度损伤的创伤机制为作用于肩外侧的轻微内向挤压力或是肩突然用力前屈。此型损伤关节无松弛，且疼痛轻微。
- 胸锁关节 **Ⅱ** 度损伤的特点是胸锁韧带断裂而肋锁韧带完整。胸锁关节周围通常有疼痛和肿胀，可能存在轻度畸形。
- 胸锁关节 **Ⅲ** 度损伤是胸锁韧带和肋锁韧带完全断裂（图 36）。锁骨可发生前向或胸骨后脱位。通常疼痛和肿胀比 **Ⅱ** 度损伤更重，畸形更明显。

胸锁关节后脱位必须高度重视，因为其严重并发症包括猝死、呼吸窘迫和大血管损伤。

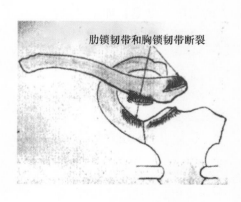

肋锁韧带和胸锁韧带断裂

图 36 胸锁关节Ⅲ度损伤解剖图

（曾胜强　王勋　译　何震明　校）

10 锁骨骨折分型

10.1 锁骨骨折 Allman 分型[1]

锁骨骨折可分为三型：

- **Ⅰ型**：锁骨中 1/3 骨折，是锁骨骨折最常见的位置。
- **Ⅱ型**：骨折远端累及喙锁韧带，常出现骨不连。
- **Ⅲ型**：锁骨近端骨折，很少发生移位和骨不连。

Ⅰ型：锁骨中 1/3 骨折

受伤机制是摔倒时手部外展支撑着地或者肩部直接着地。当锁骨骨折发生移位时，骨折近端向上移位，远端向内下移位。局部疼痛、肿胀，可伴有活动时骨擦感。普通 X 线片可以明确锁骨骨折的诊断，但平片对无移位的锁骨骨折易漏诊。

对移位的锁骨中 1/3 骨折需尽可能做到解剖复位。

Ⅱ型：骨折远端累及喙锁韧带

锁骨远端骨折累及喙锁韧带常伴骨不连。该部位骨折在治疗上的特殊之处是：如果采取其他部位骨折常用的保守治疗方法，如 8 字绷带或者 Billington 纽带固定等，易导致骨不连。

Neer[95] 将锁骨远端骨折分为两种类型。

Ⅲ型：锁骨近端骨折

锁骨近端 1/3 骨折较为少见。如果肋锁韧带未受损伤并且和外侧锁骨骨折块相连，则锁骨近端骨折移位较少或者无明显移位。其受伤机制通常是斜侧向的应力直接作用在锁骨近端。

10.2 锁骨骨折 Neer 分型 [95, 101, 106]*

Neer 将锁骨骨折分为三型：

1. 锁骨中段骨折：锁骨中间 1/3（80%）（图 37f）。

2. 锁骨远端骨折：又称为累及喙锁韧带止点骨折（15%）。

3. 锁骨近端骨折：近端 1/3（5%）。

锁骨远端骨折占锁骨骨折的 10% 左右，根据喙锁韧带的完整性，锁骨远端骨折可分为两型（图 37a）。Ⅰ型锁骨远端骨折多见，其与Ⅱ型的比例为 3：1。Ⅰ型骨折较为简单，仅需简单制动等对症治疗。常规摄片不能显示Ⅱ型锁骨远端骨折后的移位程度，特别是患者仰卧位时。患者站立时的斜位片对评估锁骨远端骨折有极大的价值。四种移位应力影响骨折愈合。

1. 斜方肌。斜方肌附着在整个锁骨远端 1/3，锁骨内侧骨折块受其牵拉向后移位，有时内侧骨折块可以嵌顿于斜方肌内。严重向后移位的锁骨骨折块可能压迫皮肤，导致皮肤局部张力加大，形似帐篷（图 37b）。

2. 上肢的重量。锁骨远端外侧骨折块通过斜方韧带和喙突相连，通过肩锁韧带和肩峰相连，受上肢重量的牵拉，锁骨远端骨折外侧骨折块向下向前移位（图 37c）。

3. 连接肱骨及肩胛骨的躯干肌肉。这部分力量牵拉外侧骨折断端向胸腔顶端移位。

4. 旋转移位。随着上肢的活动，肩胛骨周围软组织肌腱带动外侧锁骨远端骨折块旋转超过 40°。近端骨折块则没有类似的旋转移位。

在该型锁骨骨折中存在大量软组织损伤，25% 的病例伴有肋骨骨折（主要累及上六肋），有时可伴随喙突的撕脱骨折。肋骨骨折是由肱骨和肩胛骨与胸壁之间互相撞击所致。

由于其临床表现的不同，Neer[95, 101, 106] 在 1968 年将锁骨远端骨折细分为三种类型（图 37d）：

- ■ Ⅰ型：轻微移位伴喙锁韧带完整。
- ■ Ⅱ型：近端骨折块移位伴韧带断裂。
- ■ Ⅲ型：骨折累及关节面。

I 型锁骨远端骨折

轻微移位伴喙锁韧带完整，颈腕带固定等对症治疗即可，在疼痛缓解后即可开始功能锻炼。

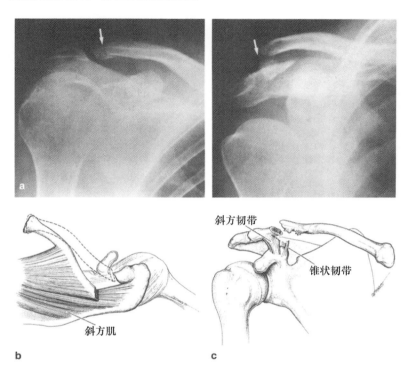

图 37　**a**. X 线片上可见锁骨远端骨折的两种类型。左图：I 型喙锁韧带完整。右图：II 型附着于内侧骨折块的锥状韧带体部断裂。显示骨干近端向后移位及软组织损伤程度比 X 线呈现的更为严重。**b**. 在 II 型损伤中，骨折远端向下向前移位，骨折近端由于斜方肌的牵拉向后移位。**c**. 在 II 型损伤中，喙锁韧带和肩锁关节囊附着于锁骨远端骨折的外侧骨块，内外骨块之间存在分离移位。**d**. 锁骨远端骨折分型。I 型：轻微移位伴喙锁韧带完整。II 型：近端骨折块移位伴韧带断裂。III 型：骨折累及肩锁关节面。**e**. III 型骨折在初次 X 线检查时易漏诊，CT 扫描可发现隐匿型关节内骨折，有时局部会发现淤血。**f**. 锁骨中段骨折（A）作用在锁骨的应力，骨折远端受上肢重力牵拉向下移位，受胸大肌和背阔肌牵拉向内侧移位。骨折近端受胸锁乳突肌的牵拉向上移位。典型移位的锁骨中 1/3 骨折 X 线表现（B）

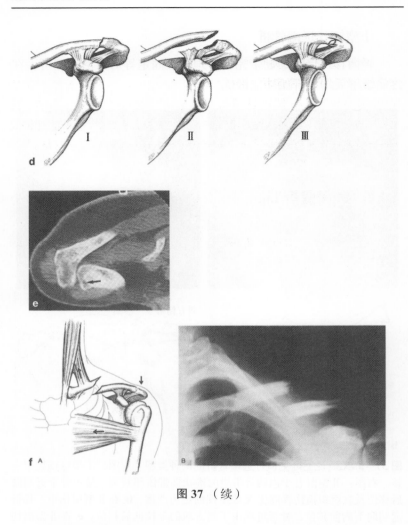

图 37 （续）

Ⅱ型锁骨远端骨折

附着锁骨近端的喙锁韧带断裂，导致锁骨远端骨折断端移位，锁骨远端处于不稳定状态。受斜方肌的牵拉，近端骨折块向上向后移位，而远端骨折块向下向前移位并且可随着肩胛骨的活动发生旋转移位。

Ⅲ型锁骨远端骨折

由于骨折累及关节面，容易发生创伤性肩锁关节退行性改变，可伴有疼痛等症状，同时因锁骨远端血供丰富，可能发生锁骨远端的骨吸收，特别是举重运动员或者其他从事类似运动导致锁骨远端承受反复多次微小损伤的运动员患者。Neer 认为，即使是锁骨远端关节面有轻微骨折，也容易产生这些并发症（图 37e）。

10.3　锁骨骨折 Jäger 和 Breitner 分型 [62]

考虑到临床治疗，Jäger 和 Breitner 对锁骨远端骨折的 Neer 分型进行了扩展（图 38）。

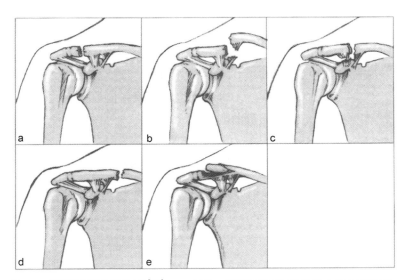

图 38　锁骨远端骨折分型 [62]。**a.** Ⅰ型：锁骨远端骨折不伴喙锁韧带损伤，伴或不伴肩锁关节损伤（稳定）。**b.** Ⅱa 型：位于锁骨远端骨折近端的锥状韧带断裂（不稳定）。**c.** Ⅱb 型：位于锁骨远端骨折远端的斜方韧带撕裂，位于骨折近端部分的锥状韧带完整（中等不稳定）。**d.** Ⅲ型：锁骨远端骨折线位于完整的喙锁韧带内侧。**e.** Ⅳ型：锁骨远端从破裂的骨膜鞘脱出（假性脱位）

Ⅰ型：锁骨远端骨折不伴韧带损伤，伴或不伴肩锁关节损伤（稳定）。

累及喙锁韧带的锁骨远端骨折分为以下几种类型：

Ⅱa型：位于锁骨远端骨折近端的锥状韧带断裂（不稳定）。

Ⅱb型：位于锁骨远端骨折远端的斜方韧带撕裂（中等不稳定）。

Ⅲ型：锁骨远端骨折线位于完整的喙锁韧带内，锁骨外 1/3 骨折，喙锁韧带完整。

Ⅳ型：假性脱位，小儿干骺端骨膜鞘撕脱伤。

10.4 锁骨骨折 Craig 分型 [24]

在 Allman 分型的基础上，1990 年 Craig 介绍了一种更详细的锁骨骨折分型法，对 Allman 锁骨骨折分型法的不同骨折类型进一步细化：

- **Ⅰ类**：锁骨中 1/3 骨折。
- **Ⅱ类**：锁骨远端 1/3 骨折。
  - Ⅰ型：轻度移位（骨折线位于喙锁韧带间）。
  - Ⅱ型：喙锁韧带内侧骨折继发移位。
    A. 锥状韧带和斜方韧带完整。
    B. 锥状韧带断裂，斜方韧带完整。
  - Ⅲ型：骨折累及肩锁关节面。
  - Ⅳ型：喙锁韧带完整附着于骨膜（儿童），骨折近端移位。
  - Ⅴ型：粉碎性锁骨远端骨折，存在位于锁骨下方的游离骨折块，喙锁韧带附着于下方的骨折块。
- **Ⅲ类**：锁骨近端 1/3 骨折。
  - Ⅰ型：轻度移位。
  - Ⅱ型：骨折移位（韧带断裂）。
  - Ⅲ型：关节内骨折。
  - Ⅳ型：骨骺分离（儿童和年轻人）。
  - Ⅴ型：粉碎性骨折。

Ⅰ类锁骨骨折或锁骨中 1/3 骨折是在儿童和成人中最为常见的锁骨骨折类型。其好发的位置是锁骨外形从近端的棱柱形移行为远端扁平形交界处。外伤后，应力沿锁骨的弧线传导，并在到达外侧弧线止点处开始分散。同时，锁骨近端和远端骨折块有其上的韧带结构和肌肉组织附着，锁骨中段附着的韧带和肌肉较少，相对自由度大。锁骨中段骨折占锁骨骨折的 80%。

Ⅱ类骨折占所有锁骨骨折的 12% ～ 15%，锁骨远端骨折分型主要考虑锁骨骨折线与喙锁韧带之间的关系。Neer[98] 首先提出喙锁韧带止点和锁骨骨折线之间关系的重要性，并根据二者之间的关系，把锁骨远端骨折分成三种类型。

Ⅰ型骨折最为常见，占锁骨远端骨折的 80%。韧带结构完整或者附着于骨折块，进而阻止其旋转、倾斜和严重的移位。完整喙锁韧带附着于近端骨折块上，阻止骨折断端之间发生旋转、倾斜等移位。这种骨折是韧带间骨折，骨折线在锥状韧带和斜方韧带之间，或者在喙锁韧带和肩锁韧带之间（图 39a）。

在Ⅱ型锁骨远端骨折中，喙锁韧带和骨折近端分离。锥状韧带和斜方韧带都附着在骨折远端（ⅡA）（图 39b），或者锥状韧带撕裂，而斜方韧带附着在远端骨折块（ⅡB）（图 39c）。这两种类型的骨折都将导致喙锁韧带功能丧失。此处骨折较高的不愈合风险可能是继发于骨折部位的过度运动。这种骨折机制类似于严重的肩锁关节分离，从而导致其对肩胛骨前内旋转的约束力丧失。

四种因素导致骨不连：①当患者站立位时，由于上肢重力牵拉经肩胛骨-斜方韧带和肩锁关节韧带传导到骨折远端，导致骨折远端发生向下向前移位。②胸大肌、胸小肌和背阔肌向内侧牵拉骨折远端，导致骨折断端发生重叠错位。③当上肢活动时，肩胛骨可随之牵拉锁骨远端部分发生旋转移位。④斜方肌附着于锁骨外侧 2/3，胸锁乳突肌附着于锁骨近端 1/3，这些肌肉的共同作用使近端骨折块向上向后移位，骨折断端可以嵌顿于斜方肌内。

Ⅲ型锁骨远端骨折单纯累及肩锁关节面（图 39d），虽然Ⅱ

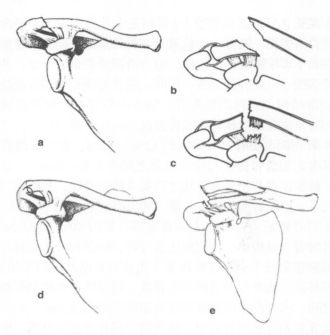

图 39 锁骨骨折分型。**a**. Ⅰ 型锁骨远端骨折（Ⅱ类）。喙锁韧带完整，骨折断端移位不明显。**b**. Ⅱ 型锁骨远端骨折。在 Ⅱ A 型中锥状韧带和斜方韧带都附着于骨折远端，骨折近端没有喙锁韧带稳定作用，受附着肌肉牵拉，骨折移位明显。**c**. Ⅱ B 型锁骨远端骨折。锥状韧带体部断裂，斜方韧带附着于骨折远端。近端骨折块移位明显。**d**. Ⅲ 型锁骨远端骨折单纯累及肩锁关节软骨面，没有喙锁韧带损伤或骨折断端间移位。这种类型锁骨远端骨折较为隐匿，有时在伤后发生肩锁关节创伤性关节炎才得以确诊。**e**. Ⅳ 型骨折发生于儿童，又称为"肩锁关节假性脱位"，喙锁韧带与锁骨远端或骨膜鞘相连，骨折断端穿出上方薄弱的骨膜鞘，并受附着其上的肌肉作用发生移位[24]

型骨折可能累及肩锁关节，但是 Ⅲ 型骨折是骨折累及肩锁关节内，而不伴有喙锁韧带损伤。Ⅲ 型骨折很微妙，可能和 Ⅰ 度肩锁关节脱位混淆，需要特殊的检查鉴别。实际上，这可能导致肩锁关节退行性改变。此外，有人认为"举重运动员锁骨"或锁骨远端的骨吸收可能是由微创伤或微骨折引起血管增生而导致的。

在实践中发现，某些锁骨远端骨折喙锁韧带完整与锁骨骨折块或骨膜鞘相连，锁骨骨折的移位与附着其上的肌肉作用有关。有必要拓展原有分型，增补原有的锁骨远端骨折分型，并把这类骨折归于新的锁骨远端骨折Ⅳ型和Ⅴ型。

Ⅳ型骨折发生于儿童，可能与完全性肩锁关节脱位混淆（图39e）。这种骨折也被称为肩锁关节假性脱位，通常发生于 16 岁以下的青少年和儿童。锁骨远端骨折块通过肩锁关节韧带和肩锁关节相连。儿童和青少年的骨皮质和覆盖其上的骨膜之间连接相对松弛。近端骨折块受附着的肌肉牵拉，可以穿破骨膜向上移位。喙锁韧带仍然附着在骨膜上，或者可能存在止点的撕脱骨折。在临床影像上，Ⅲ度肩锁关节脱位、Ⅱ型锁骨远端骨折，以及Ⅳ型锁骨远端骨折存在骨折突破骨膜向上分离时，三者之间很难鉴别。

10.5　成人锁骨骨折 Robinson 分型 [114] *

新的锁骨远端骨折分型是基于 1000 例患者骨折的影像解剖位置、骨折移位程度、骨折粉碎程度和关节累及范围而确定的。这种分型有良好的可信度和可重复性。

锁骨内侧 1/5 骨折（1 型）、无移位的锁骨干骨折（2A 型）和锁骨外侧 1/5 骨折（3A 型）预后良好。移位的锁骨干骨折（2B 型）和移位的锁骨外侧 1/5 骨折（3B 型）易发生骨不连，2B 型锁骨骨折的粉碎程度是伤后延迟愈合或不愈合的高危因素。

存在三种不同类型的骨折：锁骨干骨折、锁骨内侧骨折、锁骨远端骨折（图 40）。1 型骨折的骨折线在锁骨内侧 1/5，位于第一肋骨中点向上的垂线上。3 型骨折的骨折线在锁骨外侧 1/5，位于喙突基底部向上的垂线上。2 型骨折的骨折线在锁骨干中间 3/5。

根据主要骨折块的移位程度（移位大于或者小于 100% 锁骨干直径）可进一步分为 A、B 两个亚组。然而，由于锁骨的"S"

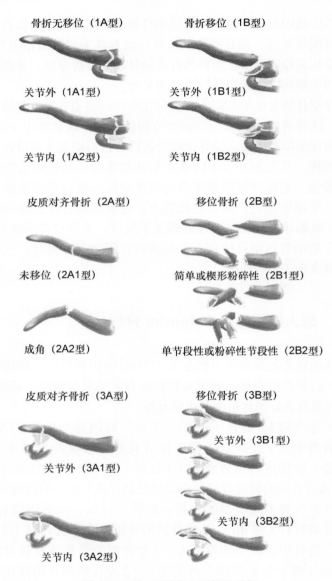

骨折无移位（1A型）　　骨折移位（1B型）

关节外（1A1型）　　关节外（1B1型）

关节内（1A2型）　　关节内（1B2型）

皮质对齐骨折（2A型）　　移位骨折（2B型）

未移位（2A1型）　　简单或楔形粉碎性（2B1型）

成角（2A2型）　　单节段性或粉碎性节段性（2B2型）

皮质对齐骨折（3A型）　　移位骨折（3B型）

关节外（3B1型）

关节外（3A1型）

关节内（3B2型）

关节内（3A2型）

图40 1型、2型和3型锁骨骨折

形外形，有时很难借助普通平片来准确评估锁骨移位程度，可能需要进一步拍摄某些特殊体位的平片，如 30° 倾斜位、患肢负重位和改良肩关节腋位片来提高锁骨骨折分型的准确性。

1A 型和 1B 型锁骨骨折又可细分为关节内和关节外骨折。2A 型骨折基于断端成角情况进行分型，这些骨折类型均残留部分骨性连接。2B 型锁骨骨折的移位特点是主要骨折块之间完全分离，无骨性接触，伴有程度不一的短缩畸形，通常在临床和影像上都很明显。2B 型锁骨骨折可进一步分为简单或楔形粉碎性骨折（2B1 型）和节段性骨折或粉碎性节段性骨折（2B2 型）。3A 型和 3B 型骨折根据是否累及肩锁关节面进行分型。3B 型骨折断端呈现一种特殊的移位特点，锁骨干骨折断端向上向后移位，骨折线呈斜行，有时可以发现位于锁骨下方的撕脱性骨折块。

1 型骨折较少见，占锁骨骨折的 2.8%，大多数锁骨近端骨折是无移位的关节外骨折（ⅠA1 型）。Robinson 2 型锁骨中段骨折最常见（69.2%），大多数骨折断端移位（2B 型），最为常见的是 2B1 型骨折。2B1 型骨折中 28.9% 是楔形粉碎性骨折，其余为简单粉碎性骨折。2B2 型骨折发生率约为 25.5%。21.1% 的 2B2 型骨折为单节段性，其余为粉碎性节段性。Robinson 3 型锁骨骨折中 28% 无明显移位（3A 型）。

1 型和 2 型骨折常见于年轻人群，相较 3 型有较大的男女比。2A2 型骨折在年轻人群中最为好发。除两例外，所有骨折患者年龄都在 13 ～ 25 岁。2 型骨折主要由运动损伤所致，而 1 型和 3 型骨折主要由简单的摔伤所致。

10.6　锁骨骨折不愈合 Neer 分型 [98]

- **1 型**：假关节形成，断端间透明软骨形成，包裹硬化锁骨骨折断端，假关节间可能存在关节液。
- **2 型**：骨折断端周围发生骨吸收，断端变细，骨髓腔闭合，骨折断端间纤维组织填充。

10.7 锁骨近端骨骺骨折 Rockwood 和 Wirth 分型 [115a] *

锁骨近端骨骺骨折分型需要和 Grad Ⅲ 型胸锁关节脱位鉴别（图 41a、b）。

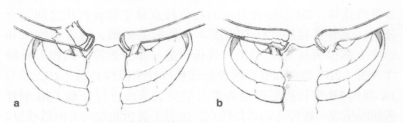

图 41 锁骨近端骨骺骨折的类型。a. Ⅰ 型；b. Ⅱ 型

（关钛元 敖亮 译 吴晓明 校）

11 肱骨近端骨折分型

11.1 肱骨近端骨折 Neer 分型[93]

这种骨折分型既不基于骨折的粉碎程度也不基于其受伤机制，而是基于是否存在一处或多处四个主要部分移位。轻微移位的骨折在诊断和预后上较为类似，于是忽略其具体的骨折线而将其归类处理也合乎逻辑。移位的骨折需要更加准确的分型，进而评估是否存在肌腱附着区的撕脱骨折、其血供损伤情况和关节面的完整性。骨折的详细分型如图 42 所示，可清晰展示具体的骨折移位情况。

I 组：轻微移位

这一组包含所有轻微移位的骨折。轻微移位的标准是不论其具体的骨折位置和骨折线数量，骨折块之间移位小于 1.0 cm 或成角小于 45°。轻微移位的肱骨近端骨折占肱骨近端骨折的 85%，治疗方法相似，骨折块常被软组织合页包绕成一体或者骨折断端之间压缩成一个整体，骨折较为稳定，可以进行早期功能锻炼。然而，肩关节旋转活动需要接受短期的固定以便肱骨头和肱骨干之间有初步的愈合。

II 组：关节部分骨折移位

单纯的解剖颈骨折不伴大结节和（或）小结节移位较为少见。若没有一个标准的前后位肱骨近端 X 线平片，则此类骨折很容易漏诊，同时由于缺血性坏死或者骨折畸形愈合等并发症导致患肢功能障碍。

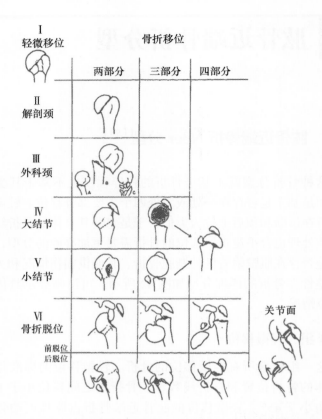

图 42 Neer 肱骨近端骨折分型示意图。Ⅰ 组骨折，包括所有轻微移位的骨折，不考虑具体的骨折位置和骨折线数量，轻微移位是指骨折块移位小于 1.0 cm 或成角小于 45°。Ⅱ 组骨折，解剖颈骨折，肱骨头移位，伴或不伴大、小结节移位。Ⅲ 组骨折，外科颈骨折，肱骨干移位，肩袖结构完整。Ⅳ 组骨折，大结节移位为两部分骨折，伴随非嵌插型外科颈骨折时为三部分骨折。Ⅴ 组骨折，小结节移位为两部分骨折，伴随非嵌插型外科颈骨折时为三部分骨折。Ⅳ 组和 Ⅴ 组同时存在为四部分骨折，伴随大、小结节移位。Ⅵ 组骨折，骨折或脱位，意味着损伤已累及关节外，前向脱位和后向脱位，骨折块分布对于评估肱骨头的血液循环起到重要作用。肱骨头脱位部分的关节面是压缩性骨折和头部劈裂骨折

Ⅲ组：肱骨干移位

这种类型骨折的骨折线在肱骨外科颈高度，位于大、小结节的远端，骨折移位大于 1.0 cm，成角大于 45°。有时在其近端可能存在轻微骨折，但是由于肩袖结构完整，肱骨头处于旋转中立位。通常肱骨头处于轻微外展状态，除非肱骨干向上移位，折顶肱骨头。骨骺骨折属于这种类型。三种类型骨折见于成年人。

成角的外科颈骨折是因为受到撞击，超过 45° 的残余成角会导致永久性的上臂外展和抬高受限。骨膜鞘后方通常是完整的，当在牵引下闭合复位和抬高上肢超过躯干位置时，可提供相当大的稳定性。

受胸大肌牵拉，肱骨外科颈向前方和内侧移位。同样受胸大肌的作用影响，这类骨折在闭合复位成功后处于不稳定状态，应避免肩关节外展位固定以利于松弛胸大肌。骨折断端处于不稳定状态和软组织嵌顿可能导致骨折不愈合。该型肱骨外科颈骨折可伴有相关的神经血管损伤。

粉碎性肱骨外科颈骨折，骨折碎块向远端延伸几厘米，由于完整的肩袖将大、小结节和肱骨头维持于旋转中立位，当上肢内旋位贴胸壁固定时，肱骨外科颈骨折远端处于内旋位，同时受胸大肌牵拉，肱骨干向内侧移位。此类骨折可通过在过顶旋转中立位下行尺骨钢针牵引，放松胸大肌获得充分对线复位。

Ⅳ组：大结节移位

肌腱结构附着的大结节骨面在复位时应距离小结节 1 cm 以上。这种分离是肩袖纵向撕裂的病理学基础。撕裂常发生在肩袖间隙，但当大结节后方回缩，肩袖撕裂的位置可在肩袖间隙的后侧。在两部分骨折中，虽然可能存在轻微移位的肱骨外科颈骨折，但肱骨近端关节部分和肱骨干部分的关系相对正常。在三部分骨折中，除了存在结节的回缩，外科颈移位，由于肩胛下肌的牵拉，关节面部分出现内旋。这将增加肩袖结构的损伤，导致关节面分离并朝向后方。这也将是一种更为严重的移位。附着的肌肉结构将会妨碍闭合复位。然而，肱骨关节面前方软组织的附着可为肱骨头提供良好的血供。若在切开复位手术中保留这部分血供，则肱骨头的预后将明显优于肱骨头分离的四部分骨折类型。

V组：小结节移位

两部分骨折是指孤立性撕脱骨折或者伴有无移位的外科颈骨折。小结节移位将前方纤维束从肩袖间隙分离，并产生一个骨性隆起。这两种缺陷似乎都不具有临床意义。

在三部分骨折中，肱骨外科颈骨折时由于冈上肌和外旋肌群的牵拉，关节部分的骨折块可能出现外旋和外展。扩大肩袖缺损，影响闭合复位。关节面朝向前方。在切开复位中，肩袖裂口处可见关节软骨，这一情况类似肩关节脱位，是假性骨折脱位。

然而，肱骨头部分的后方有大量软组织附着，血供丰富。切开复位可以很容易通过肱骨头去旋转和结节与肩袖组织靠拢而完成。

在四部分骨折中，大、小结节均可回缩，在所有四部分损伤中，肱骨头的血供被切断。关节部分通常在回缩的结节之间发生侧向移位。当肱骨头部侧向移位且与关节盂脱离接触时，就是术语描述的侧向骨折脱位。然而，当这一损伤被认为是严重骨折移位，而不是骨折脱位时，其受伤机制则更为清晰。

VI组：骨折脱位

这种骨折伴随真正的脱位发生，意味着韧带损伤和关节外结构损伤，反过来意味着更大的关节囊周围骨化风险。肱骨头的移位可能是向前、向后或向下移位，但本研究中未发现与肱骨近端骨折相关的向上移位。两部分或三部分肱骨近端骨折脱位，血供可以通过和肱骨头相连结节部分进入肱骨头，肱骨头的残存血供较为丰富。三部分肱骨近端骨折前脱位，小结节和肱骨头相连；同样，三部分肱骨近端骨折后脱位，大结节和肱骨头相连。血供可以经大、小结节进入肱骨头。在肱骨近端四部分骨折脱位中，肱骨头分离。肱骨近端四部分骨折前脱位更容易伴随神经血管损伤。

肱骨头移位骨折被归类为骨折脱位，因为当部分肱骨头与关节盂之间互相撞击，产生压缩性骨折并保留在关节内时，其余部分肱骨头往往被挤压出盂肱关节。肱骨头压缩性骨折脱位通常发生于后脱位，很少发生于前脱位。当压缩性骨折导致肱骨头软骨面缺损较小，并且早期诊断，此时可以尝试闭合复位。当压缩性骨折导致肱骨头软骨面缺失大于肱骨头关节面的 20% 时，即使复位成功，由于肱骨头和关节盂对合关系欠佳，盂肱关节处于不稳定状态，也易发生复发性关节脱位，此时可以通过肩胛下肌转位，填充于肱骨头软骨面缺失处。当关节面缺损累及 50% 以上时，上述肩胛下肌转位手术的疗效较差。此时可以通过人工肩关节置换来恢复盂肱关节的稳定性。肱骨头劈裂型骨折的创伤机制与肱骨头和肩胛盂直接的中心撞击有关，撞击后肱骨头呈粉碎性骨折，骨折块向前后两侧移位。

1975 年对 Neer 最初的肱骨近端骨折四部分分型进行了简化[94]，如图 43 所示。用罗马数字表示的 6 个亚型被取消，并重新对肱骨近端骨折分型进行了标注和阐释。强调四部分肱骨近端骨折分型概念不是一个简化的便于记忆的数字分类或根据 X 线平片骨折表现进行简单的分类，Neer 四部分肱骨近端骨折分型反映了肱骨近端骨折后生物力学和病理解剖学的变化，以及规范描述肱骨近端骨折的专业术语。这需要理解病理并知道分类的标准，如图 43 所述。

30 年后，Neer 更新了分类标准，并概述了可靠使用四部分肱骨近端骨折分型的要求[94]。肱骨近端骨折发生后的病理解剖学不会改变，但是对肱骨近端骨折的治疗方法和手段会随着时代的进步不断更新。

术语

描述四部分骨折分型的专用术语如图 43 所示。如果主骨折块之间（一组骨折块）移位不超过 1 cm 或者 45°，则这类骨折定义为一部分骨折，或者轻微移位骨折，分型中不考虑骨折粉碎

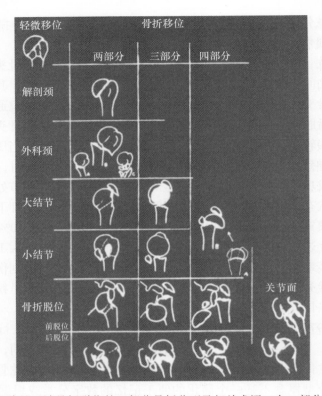

图43 肱骨近端骨折脱位的四部分骨折分型及相关术语。在一部分骨折中（轻微移位），没有骨折出现移位大于 1.0 cm 或者成角大于 45° 畸形，分型过程不考虑骨折线的数量。移位病变的术语涉及移位模式（两部分、三部分或四部分）和移位的关键节段。在两部分骨折中，以骨折移位的部分命名，包括两部分解剖颈骨折、两部分外科颈骨折（两部分外科颈骨折又可细分为嵌插压缩型、非嵌插型、粉碎型）、两部分大结节骨折、两部分小结节骨折、两部分骨折/脱位。三部分骨折是指一个结节部分移位和非嵌插压缩型外科颈骨折，受相连的结节上附着的肩袖牵拉，肱骨头发生旋转移位，包括三部分大结节骨折、三部分小结节骨折和三部分骨折/脱位。在四部分骨折中，外翻压缩型肱骨近端四部分骨折移位程度相对较小，和肱骨近端向外侧脱位创伤机制相似，程度较轻；四部分骨折（外侧骨折移位/脱位）其肱骨头向外侧脱位，并与大、小结节分离，肱骨头血供严重受损。骨折/脱位意味着肱骨近端骨折伴盂肱关节脱位，通常可伴随盂肱关节外结构损伤，如神经血管并发症和肩胛周围骨折。根据骨折的类型（两部分、三部分或四部分）和肱骨头脱位的位置（前、后、下等）进行命名。在四

程度，比如骨折线的数量。移位骨折和骨折脱位的命名与骨折移位方式有关（如两部分、三部分或四部分），以发生移位的骨折部分作为命名的依据。在两部分骨折中，以移位骨折部分命名。在所有三部分骨折或者骨折脱位中，非嵌插型肱骨外科颈骨折，肱骨头和未骨折的结节部分连为一体，受附着在结节上的肩袖牵拉，肱骨头发生旋转移位。

根据大、小结节的骨折移位情况来确定三部分骨折的类型。对于四部分骨折，外翻嵌插型四部分骨折移位较小，是真正的四部分骨折（外侧骨折脱位）的临界状态。

在所有骨折脱位中，肱骨头与关节盂之间的对合关系消失，肱骨头脱出盂肱关节，以肱骨头的位置（前、后、外侧、下方，在高能量创伤时偶有肱骨头移位向上或穿入胸腔内）来命名骨折脱位的类型。

肱骨头关节面大面积缺损，以及"肱骨头部劈裂"和"压缩性骨折"，由于部分累及肱骨头关节面骨折块移位至关节外，这类骨折被归类为特殊类型肱骨近端骨折脱位。

一部分骨折（轻微移位）

80% 左右的肱骨近端骨折为这种类型，如何发现骨折轻微移位十分重要。这类骨折可以涵盖所有肱骨近端骨折，不考虑骨折线的位置或数量，只要符合任何一部分骨折移位不超过 1.0 cm 或者成角不大于 45° 的标准。骨折块之间通常被软组织合页包裹成一体或者是压缩性骨折，骨折断端之间稳定性较好，可以进行早期轻柔的功能锻炼。但是在康复治疗开始前，必须临床评估肱骨头和肱骨干之间有无异常活动，以避免活动过早发生骨不连。

部分骨折/脱位中，肱骨头血供破坏严重，肱骨头关节面骨折并移位，表现为压缩性骨折和肱骨头劈裂型骨折，移位的肱骨头骨折被归类为骨折/脱位，这是因为从创伤机制分析：当肱骨头与肩胛盂之间发生暴力撞击后，发生粉碎性骨折，部分关节软骨面发生压缩性骨折，部分肱骨头移位至关节外，或位于盂肱关节前方或后方。大面积压缩性骨折通常与后脱位同时发生，而肱骨头劈裂型骨折通常会在前、后方裂开

对于肌肉无力导致的盂肱关节一过性半脱位需要引起重视。

肱骨近端骨折 AO 分型的作者认为，肱骨近端四部分骨折分型的缺陷是其制定的骨折移位标准缺乏实验室生物力学和临床实践的研究基础。Neer 骨折分型的移位标准：轻微移位的肱骨近端骨折即使畸形愈合，患者仍可以恢复良好的肩关节功能；一定程度的骨折断端之间的移位不影响肱骨近端的血供。

四部分肱骨近端骨折分型的移位标准并不意味着只要符合无移位的标准，肱骨近端骨折即使畸形愈合，患肩功能也可得到良好恢复。相反，在许多讲座和文献报道中都强调，即使是这类肱骨近端骨折，仍然必须接受长时间的有针对性的良好康复训练，否则其预后可能不尽人意。同时，在随访中发现，创伤性肱骨头缺血性坏死和创伤性盂肱关节炎也偶有发生。

如图 43 所示，Neer 原文中对轻微移位的描述开始对累及结节间沟的肱骨近端骨折的临床意义进行关注。这种结节间沟内骨折在手术中被认识已经有许多年。借助特殊影像学检查发现，这种类型的肱骨近端骨折较为常见，并且较小移位骨折后发生晚期肱骨头缺血坏死较为罕见。因此，即使旋肱前动脉升支在这个区域下进入骨内，这种骨块本身也似乎不太可能是肱骨头缺血坏死的重要原因。

两部分关节节段移位（解剖颈）

孤立性移位不伴有大、小结节骨折的肱骨解剖颈骨折较为罕见，未发生移位的大、小结节可防止肱骨头在骨折后发生外翻移位或侧向移位。如果没有进一步的影像学检查，普通平片易漏诊肱骨头移位。没有外科医生对这种骨折有充分的经验，但伤后肱骨头创伤性坏死的发病率似乎很高。由于大、小结节处位置良好，在治疗上可以选择切开复位内固定，也可以采取保守治疗，希望出现良好的畸形愈合；如果失败，则采用人工肩关节置换。大、小结节处于解剖位置有助于判断晚期关节置换时人工肱骨头的正确位置。

两部分肱骨干骨折移位（外科颈）

两部分外科颈骨折发生在所有年龄段的患者（从骨骺闭合前

青少年到高龄患者）。胸大肌是使骨折周围进一步移位的重要肌肉。结节近端可能存在无移位的裂隙性骨折，但它们和关节部分由肩袖肌肉牵拉并保持旋转中立位。有三种临床类型，每一种都有特殊的治疗考量。

嵌插型。嵌插型外科颈骨折，骨折断端之间成角大于 45°，成角顶点通常位于前方。位于顶点对侧的软组织合页完整。多角度拍片检查有助于确定成角的角度。对于活动量大的患者可采用透视下闭合复位处理。

非嵌插型。非嵌插型外科颈骨折，胸大肌的牵拉使肱骨干向前内侧移位，肱骨头则倾向于保持旋转中立位。尖锐的骨折断端可损伤腋动脉或臂丛神经。闭合复位常发生以下 3 种情况：①复位充分且稳定；②复位良好但是复位后骨折断端处于不稳定状态，需要经皮克氏针固定；③骨折断端间有软组织嵌插导致闭合复位失败，需要切开复位。

粉碎型。对于粉碎型肱骨外科颈骨折，胸大肌可能牵拉一个较大的骨折碎块；由于肩袖的牵拉，肱骨头和大、小结节处于旋转中立位。患者坐位时，手臂保持中立旋转，轻微前屈，上臂靠近体侧，使用轻质可塑性绷带固定可以获得较为满意的复位。复位成功后，最好尝试内固定；在情况允许的情况下，有经验的外科医生可能更喜欢切开复位内固定，或者在粉碎性很小的情况下，采用经皮穿针固定。

两部分大结节移位

两部分大结节移位通常出现在肱骨头复位后的前向关节脱位。该段通常是碎片状的，其三个面中的一个或全部为肩袖附着区域，并覆盖关节面的一部分。很难通过放射学的方法来测量移位的确切量。在肩关节前后位片上测量大结节骨折块向上移位程度，在腋位片上测量大结节向后移位程度。CT 扫描，尤其是轴位扫描，可以帮助评估肱骨头缺损、关节面覆盖程度和大结节破碎骨块的移位程度。如果大结节覆盖了肱骨头关节面的一部分，则首选劈开三角肌入路切开复位和修复肩袖。较大的大结节骨折块最好采用胸三角肌入路，而不是劈开三角肌入路。

两部分小结节移位

两部分小结节骨折移位通常由肌肉强力收缩引起，如癫痫发作。腋位 X 线片和 CT 扫描有助于评估移位程度。偶可见到小结节阻碍内旋，特别是当一块关节面附着在其上时，就采用切开复位内固定，并修复肩胛下肌腱。

三部分移位

在所有三部分骨折移位中，一个结节仍附着于肱骨头，使其旋转，并提供一些血供。非嵌插型骨折，移位的外科颈总是导致肱骨头发生移位。一个结节移位。当大结节移位时，肱骨头内旋。当小结节移位时，肱骨头外旋。这种情况通常在 X 线平片上很明显。腋位 X 线片和 CT 扫描有助于显示关节面是否受累。通常首选经胸三角肌入路切开复位内固定。三部分大结节骨折手术中，如果发现肱骨头的软组织附着脆弱难以修补，或高龄患者骨质疏松，难以维持复位，可以行人工肩关节置换术。

四部分骨折

如图 43 所示，在一个真正的四部分骨折（外侧骨折脱位）中，关节节段移位，与关节盂脱离接触（即脱位），与肱骨干和两个结节分离，并脱离其血供。外翻嵌插型四部分骨折是一个例外，正如我们将要讨论的，它是一个移位较少的边界性病变。当肱骨头没有相当数量的软组织附着时，首选人工关节置换术，并仔细地重新缝合大、小结节和肩袖，进行细致的术后处理。

外翻嵌插型四部分骨折。外翻嵌插型四部分骨折，如图 43 所示，是肱骨头连续侧向移位的边界，从最小移位类别到该病变，进而发展为四部分骨折（外侧骨折脱位）。为进一步阐述，在目前的四部分骨折移位图表中（图 43），它被作为四部分骨折移位的一个亚型，箭头表示它是四部分骨折（外侧骨折脱位）的前兆，但肱骨头没有外侧移位。两个结节均骨折并移位，足以使关节节段嵌插至肱骨干，并倾斜至少 45° 外翻。

外翻嵌插型四部分骨折，关节部分没有发生侧向移位，内侧骨膜可能完整，并可为肱骨头提供部分血供。肱骨头存活率好于真正的四部分骨折（外侧骨折脱位）。如上所述，我的首选治疗方法是非手术治疗轻微移位型，关节置换治疗真正的四部分骨折（外侧骨折脱位）。我的治疗策略是轻微移位的外翻嵌插型骨折采取保守治疗，真正的四部分骨折（外侧骨折脱位）选择人工肩关节置换，介于二者之间的选择切开复位内固定。

这两种类型之间的边缘病变具有足够的肱骨头移位角度以证明手术是合理的，通过延长肩袖间隙进行显露，注意避免损伤血供，如果肱骨头有足够的软组织附着，则考虑复位内固定。

当采用四部分分型系统标准进行术中探查以做决策时，外翻嵌插型四部分骨折的诊断和复位并不常见。外科医师很难就边界性移位的发生率和治疗方法达成一致，例如外翻嵌插型四部分骨折。

肱骨的旋转可以改变外翻或内翻角度，同时肱骨头呈圆形，因此在平片上准确测量成角角度很困难。在四部分分型系统中，小于 45° 属于轻微移位。

一过性半脱位发生在轻微移位时，可能会误导基于大、小结节和关节盂而判断的肱骨头高度。外翻嵌插型四部分骨折，关节部分成角，不伴有外侧移位，肱骨近端类似"冰淇淋蛋筒"。真正的四部分骨折（外侧骨折脱位）在平片中很容易区分，但边界性移位除外，边界性移位的手术方案还需要结合手术探查，通过评判肱骨头周围附着的软组织情况决定具体的手术方案是切开复位内固定还是人工肩关节置换术。

骨折脱位

如图 43 所示，一些两部分和三部分移位以及所有四部分骨折都是骨折脱位，因为肱骨头与关节盂完全分离。前脱位时，大结节先于小结节移位；后脱位时，小结节先于大结节移位。在四部分骨折脱位中，两个结节都骨折，虽然结节可以被软组织合页固定在一起而不是缩回，但肱骨头是分离和脱位的。作者首选的治疗方法是两部分骨折脱位行闭合复位或切开复位；除非如上文提到的，肱骨头软组织附着体脆弱，患者年龄较大，否则三部分骨折脱位均行切开复位内固定；四部分骨折脱位行关节置换。

关节面缺损

压缩性骨折。巨大的压缩性骨折，如图43所示，通常与后脱位有关，容易漏诊。肩关节腋位片是避免漏诊的关键，CT扫描有助于明确诊断和评判肱骨头压缩性骨折的严重程度。治疗方案取决于肱骨头缺损的大小和脱位的持续时间。

头部劈裂骨折。参考四部分骨折分型对此类骨折的原文描述，头部劈裂骨折通常是由中心撞击造成的，它可能向前和向后挤压关节软骨碎片。关节面分裂成许多分离的碎片。通常需要关节置换。最近发表的一篇文章错误地描述了头部骨折的劈裂不包括在最初的四部分骨折分型中。

11.2 肱骨近端骨折 AO 分型 [63, 91] *

这一分型的临床依据建立在 AO 文献中心对 930 例手术治疗肱骨近端骨折的影像学分析基础上。分型过程中排除了 200 例因 X 线片质量差、手术记录不全或骨骺未闭合的病例，最终纳入分析的病例数为 730 例。根据骨折解剖部位和肱骨头血供状况，采用标准 AO 数字化对肱骨近端骨折进行标识和分类。该分型基于移位骨折（Neer 标准）和未移位骨折，并作为 AO 系统记录所有骨折的一部分，为记录提供足够的特异性。此外，它为更详细的治疗和预后指南提供了一个框架。

常规考虑

长骨骨折综合分型原则

这种分类的基本原则是将一段骨骼的所有骨折分为三种类

型，并将其进一步细分为三组及其亚组，根据骨折的形态复杂性、治疗中的困难及其预后，按严重程度的升序进行排列。

哪种类型？哪个组？哪个亚组？这三个问题以及每个问题的三个可能答案是分类的关键。

这三种类型分别标记为 A、B 和 C。每种类型分为三组：A1、A2、A3，B1、B2、B3，C1、C2、C3。因此共有九组。由于每一组被进一步细分为三个亚组，用数字 1、2、3 表示，因此每一段有 27 个亚组。亚组代表组内的三个特征变化。

绿色、橙色和红色以及变暗的箭头表示严重程度增加：A1 表示预后最好的最简单骨折，C3 表示治疗最为复杂、预后最差的骨折。因此，当对具体骨折进行分型时，就可以确定其严重程度，并获得最佳治疗指南（图 44a）。

解剖位置

这是由两个数字指定的，一个用于骨骼，一个用于其分段。

长骨

尺骨和桡骨、胫骨和腓骨都被认为是一段骨。因此有四根长骨（图 44b）：

1 ＝肱骨

2 ＝桡骨 / 尺骨

3 ＝股骨

4 ＝胫骨 / 腓骨

骨段

每根长骨可以根据解剖部位分为三个节段：近端、骨干和远端（图 44b）。踝部是一个例外，被归类为胫骨 / 腓骨的第四节段（44-）。

节段用数字表示（图 44c）：

1 ＝近端

2 ＝中段

3 ＝远端

长骨的近端和远端各由一个正方形定义，正方形的边长与骨骺端骨最宽部分的长度相同（例外：31- 和 44- ）。

在将骨折归类于某个节段之前，必须首先确定其中心。在单纯性骨折中，中心位于楔形最宽部分的水平面。在复杂性骨折中，中心只能在复位后才能确定。

任何与关节移位相关的骨折都被归类为关节内骨折。如果骨折包含累及关节面未移位的骨折，则根据中心点的位置将其分类为干骺端或骨干。

骨折类型

骨干段

骨干段骨折分为"单纯性"（A 型）和"粉碎性"。粉碎性骨

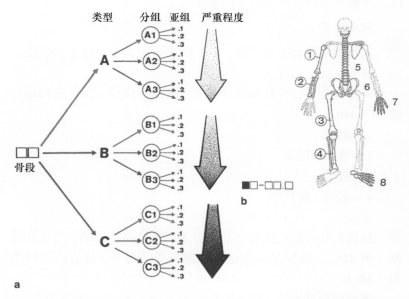

图 44 长骨骨折的 AO 分型。**a.** 分型原理示意图。**b.** 所有骨骼或骨骼组的编号。四根长骨编码与圆圈内数字对应。**c.** 四根长骨的各个部分。近端和远端由一个正方形范围定义（股骨近端除外）。**d.** 长骨骨干（A，单纯性；B，楔形；C，复杂性）和长骨的大部分近端和远端（A，关节外；B，部分关节内；C，复杂关节内）的骨折类型。**e.** 诊断的字母数字编码（＝位置＋形态特征）。**f.** 肱骨近端骨折 AO 分型

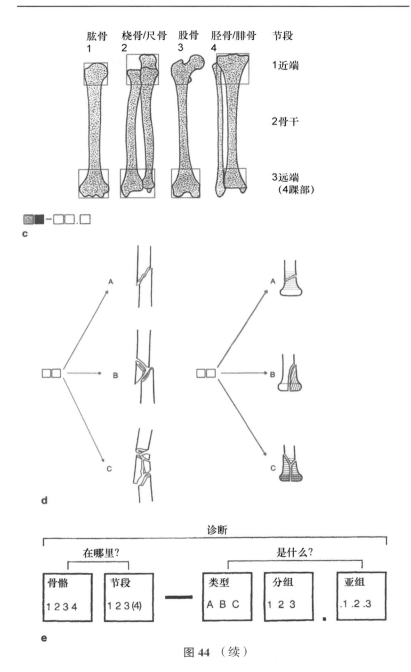

图 44 （续）

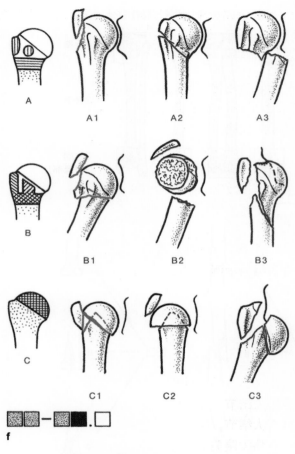

图 44 （续）

折可为"楔形"骨折（B 型）或"复杂性"骨折（C 型）。

近端和远端

在近端和远端邻近关节部分，骨折为"关节外"（A 型）或"关节内"。关节内骨折分为"部分关节内"（B 型）和"完全关节内"（C 型）。

三个例外是：肱骨近端（A ＝关节外单发骨折，B ＝关节外双发骨折，C ＝关节内骨折）、股骨近端（A ＝转子区，B ＝股骨颈部，C ＝股骨头）和踝关节段（A ＝下胫腓联合平面以下，B ＝下胫腓联合平面，C ＝下胫腓联合平面上）（图 44d）。

诊断代码

骨折的诊断是通过结合其骨折的解剖部位和形态特征来获得的。"骨折在哪里？""骨折形态是什么？"——正确回答上述问题是明确诊断的关键。

为了便于计算机存储和检索，选择了字母数字编码系统来与具体骨折诊断相对应。两个数字编码用来表示骨折的位置。随后是一个字母和两个数字，描述骨折的形态特征（图 44e）。

骨干骨折编码示例：32-B2.1

3	2-	B	2	.1
股骨	骨干	楔形骨折	成角楔形骨折	转子下

远端骨折编码示例：33-C3.2

3	3-	C	3	.2
股骨	远端	完全性	粉碎性	干骺端粉碎性

肱骨近端（图 44f）

A ＝关节外单发骨折

　　- A1 关节外单发骨折，大、小结节

　　.1 大结节，无移位

　　.2 大结节，移位

　　.3 伴盂肱关节脱位

　　- A2 关节外单发骨折，干骺端压缩性骨折

　　.1 无冠状位对位不良

　　.2 内翻移位

　　.3 外翻移位

　　- A3 关节外单发骨折，非压缩性干骺端

　　.1 简单骨折，成角

　　.2 简单骨折，横向移位

　　.3 粉碎性

B ＝关节外双处骨折

- B1 关节外双处骨折伴干骺端嵌插压缩

.1 外侧嵌插＋大结节

.2 内侧嵌插＋小结节

.3 后侧嵌插＋大结节

- B2 关节外双处骨折，无干骺端嵌插压缩

.1 没有旋转移位骨骺嵌插

.2 骨骺骨折伴旋转移位

.3 干骺端粉碎性＋一个结节

- B3 关节外双处骨折伴盂肱关节脱位

.1 "垂直"颈线＋大结节完整＋前内侧脱位

.2 "垂直"颈线＋大结节骨折＋前内侧脱位

.3 小结节骨折＋后脱位

C ＝关节内骨折

- C1 关节内骨折，轻度移位

.1 肱骨头和大、小结节骨折，外翻移位

.2 肱骨头和大、小结节骨折，内翻移位

.3 解剖颈骨折

- C2 关节内骨折，压缩性骨折伴明显移位

.1 肱骨头和大、小结节骨折，外翻移位

.2 肱骨头和大、小结节骨折，内翻移位

.3 骨折线同时经过肱骨头和大、小结节骨折，内翻移位

- C3 关节骨折，脱位

.1 解剖颈

.2 解剖颈和大、小结节

.3 肱骨头和大、小结节粉碎

11.3 肱骨近端骨折 Habermeyer 分型[17]

结合 Neer 四部分肱骨近端骨折的概念以及肱骨近端骨折块

高度和预后之间的关系，制定了以下分类（图 45）：

- **0 型骨折**：无移位单部分骨折。
- **A 型骨折**：两部分骨折，大结节撕脱性骨折（AⅠ 型）和小结节撕脱性骨折（AⅡ 型）。

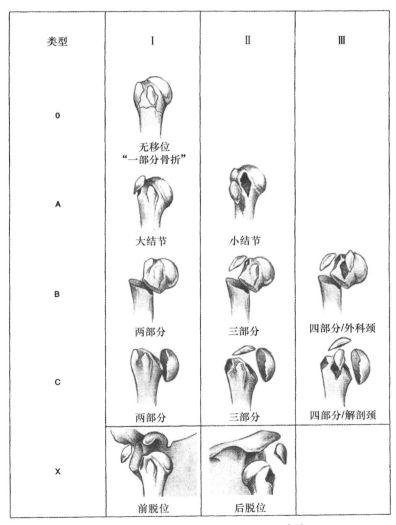

图 45 Habermeyer 肱骨头骨折分型[17]

- **B 型骨折**：肱骨外科颈骨折，可表现为两部分骨折（外科颈骨折，BⅠ型）、三部分骨折（外科颈骨折和 1 个结节骨折，BⅡ型）或四部分骨折（外科颈骨折＋大、小结节骨折，BⅢ型）。

- **C 型骨折**：肱骨解剖颈骨折，肱骨头创伤性坏死的风险高；与 B 型骨折分类相似：分为两部分骨折（解剖颈骨折，CⅠ型）、三部分骨折（解剖颈骨折＋ 1 个结节骨折，CⅡ型）和四部分骨折（解剖颈骨折＋大、小结节骨折，CⅢ型）。

- **X 型骨折**：代表前或后骨折脱位。此表示法可以添加到 A 型、B 型或 C 型。

11.4 肱骨近端骨折并发症 Boileau 外科分型 [15] *

　　人工肩关节置换治疗肱骨近端骨折并发症的临床疗效存在争议，肱骨近端骨折并发症涉及的解剖结构异常变化较多，不同患者术前畸形愈合程度存在差异，导致无法对临床疗效进行同质化比较。从这个基础出发，作者决定第一步是对肱骨近端骨折并发症进行分类。对不同类型骨折畸形愈合的自然病程进行观察，对比肱骨近端骨折原始和后期的影像学资料结合手术记录，作者能够区分后来临床上出现的病变，把肱骨近端骨折并发症分成临床常见的 4 种基本类型（图 46）：

- **关节囊内 / 压缩嵌插型骨折并发症**
  - **1 型**：肱骨头塌陷或坏死。
  - **2 型**：锁定型脱位或骨折脱位。
- **关节囊外 / 非压缩嵌插型骨折并发症**
  - **3 型**：外科颈骨不连。
  - **4 型**：大、小结节严重畸形愈合。

　　1 型：肱骨头坏死，塌陷伴结节骨折轻微畸形愈合。本组原始骨折类型以外翻或内翻的三部分和四部分肱骨近端骨折为主，导致结节骨折轻微畸形愈合。

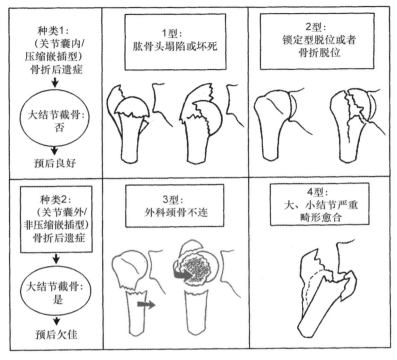

图 46 肱骨近端骨折并发症的外科分型：四种类型的并发症

2 型：锁定型骨折脱位。

3 型：外科颈骨不连。三部分肱骨近端骨折伴肱骨头骨折旋转和大结节严重移位行保守治疗，或两部分和四部分肱骨近端骨折术后，外科颈骨不连。

4 型：肱骨大、小结节严重畸形愈合。原始的骨折类型是 Neer 四部分骨折或骨折脱位伴肱骨头脱位。

11.5 肱骨假体周围骨折 Wright 和 Cofield 分型 [72, 139] *

骨折类型根据人工肩关节假体柄远端与肱骨骨折部位之间的关系确定。

- **A 型**：肱骨骨折以肱骨假体最远端为中心，骨折线向近端延伸，超过假体柄长度的 1/3。
- **B 型**：肱骨骨折以肱骨假体最远端为中心，骨折线向近端延伸，但是长度较短。
- **C 型**：骨折累及假体柄最远端的肱骨干，并可延伸至肱骨远端干骺端。

根据骨折成角程度分级为：

- **无**。
- **轻微**：成角大于 0° ～ 15°。
- **中等**：成角为 16° ～ 30°。
- **严重**：成角超过 30°。

根据骨折移位程度分级为：

- **无**。
- **轻微移位**：小于肱骨干直径的 1/3。
- **中等移位**：在肱骨干直径的 1/3 ～ 2/3。
- **严重移位**：超过肱骨干直径的 2/3。

（关钛元　郭晓光　译　吴晓明　校）

12 肩胛骨骨折分型

12.1 肩胛骨骨折 Euler 和 Ruedi 分型[37]

肩胛骨骨折基本上可以分为囊内骨折和囊外骨折。该分型与解剖结构相关，并与损伤严重程度相关。目的是判断损伤的预后和患肩功能的损失程度（图 47）。

- A：肩胛骨体部骨折

  肩胛骨体部骨折：孤立性或粉碎性
- B：突起部骨折

  B1　肩胛冈

  B2　喙突

  B3　肩峰
- C：肩胛颈骨折

  C1　解剖颈

  C2　外科颈

  C3　外科颈合并

  　　a）锁骨和肩峰骨折

  　　b）喙锁韧带和喙肩韧带撕裂
- D：关节囊内骨折

  D1　盂缘骨折

  D2　盂窝骨折

  　　a）盂下缘骨折

  　　b）肩胛盂水平横断

  　　c）喙突肩胛盂上缘整体骨折

  　　d）粉碎性肩胛盂骨折

  D3　合并肩胛颈骨折和体部骨折
- E：合并肱骨头骨折

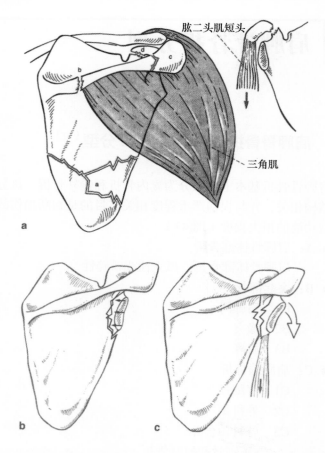

肱二头肌短头

三角肌

图 47 肩胛骨骨折分型。**a**. 囊内骨折。A 组，肩胛骨体部骨折（a）；B 组，突起部骨折：B1，肩胛冈（b）；B2，喙突（d）；B3，肩峰（c）。**b**. 解剖颈骨折（C1a）。**c**. 解剖颈骨折合并关节盂横向倾斜（C1b）。**d**. 外科颈骨折（C3a），伴锁骨骨折，喙锁韧带和喙肩韧带保持完整。**e**. 外科颈骨折伴脱位（C3b），喙肩韧带和喙锁韧带撕裂。**f**. 关节囊内骨折（D 组），盂缘骨折（D1）。**g**. 关节盂骨折：盂窝骨折伴盂下缘骨折（D2a）。**h**. 关节盂骨折伴肩胛盂水平横断（D2b）。**i**. 关节盂骨折伴喙突肩胛盂上缘整体骨折（D2c）[37]

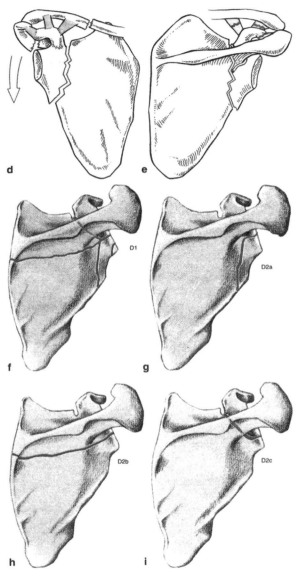

图 47 （续）

12.2　肩胛骨骨折 DeCloux 和 Lemerle 分型[30]

根据肩胛骨解剖将肩胛骨骨折分为三种类型（图 48）：

- Ⅰ型：体部骨折。
- Ⅱ型：骨突起骨折。
- Ⅲ型：累及肩胛骨外上角骨折。

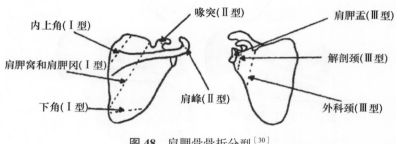

图 48　肩胛骨骨折分型[30]

12.3　肩胛骨骨折 Zdravkovic 和 Damholt 分型[143]

该分型主要是对 DeCloux 肩胛骨骨折分型Ⅲ型（累及肩胛骨外上角骨折）进行了细化，包括骨折的部位和移位程度（X 线片上测量以毫米为单位）。

骨折部位

- 解剖颈
- 外科颈
- 外科颈＋关节盂

移位程度（mm）：

- ＜ 5
- 5 ～ 9

- $10 \sim 19$
- > 20

12.4　关节内肩胛骨骨折 Ideberg 分型 [61] *

根据常规肩关节正位片和侧位片将关节内肩胛骨骨折分为五种主要类型（图 49）。伴随肩关节脱位发生肩胛盂缘骨折属于 1 型骨折，根据平片测量骨折块大小可进一步分为：$\leqslant 5$ mm（1A 型）和 > 5 mm（1B 型）。

- **1 型**：肩胛盂前缘骨折。1A 型骨折块 $\leqslant 5$ mm，1B 型骨折碎片 > 5 mm。
- **2 型**：肩胛盂下缘骨折累及部分肩胛骨颈部。
- **3 型**：肩胛盂上缘骨折，延伸至喙突基底部。
- **4 型**：肩胛盂横行骨折同时累及肩胛骨颈部和体部，骨折线位于肩胛冈下方。
- **5 型**：肩胛骨横行骨折（如 4 型），伴有完全或不完全颈部骨折。

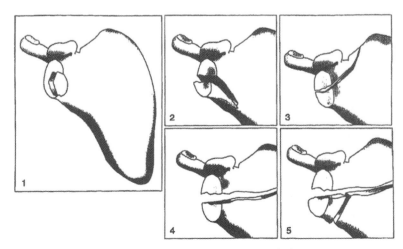

图 49　关节内肩胛骨骨折分型 [61]

127

12.5　肩胛盂骨折 Goss 分型 [48]

　　肩胛盂骨折占肩胛骨骨折的 10%，其中不超过 10% 的肩胛盂骨折存在明显移位。

　　该分型讨论了肩胛盂骨折发生的创伤机制和骨折类型之间的关系。我们把问题简化为是盂缘骨折还是盂窝骨折。当侧向施加的高能量力使肱骨头与肩胛盂缘发生撞击时，发生盂缘骨折。当侧向施加的高能量力导致肱骨头直接和盂窝撞击时，就会发生盂窝骨折。骨折通常以肩胛盂横向骨折开始，然后根据外力的作用轴线向不同方向传播。肩胛盂关节面的曲率不一致是导致骨折形态不同的主要原因。关节面的不协调程度是最重要的。

　　作者区分了 6 种不同类型的关节盂骨折（图 50）：

- Ⅰ型：肩胛盂缘骨折。

　　Ⅰa 型：前缘骨折。

　　Ⅰb 型：后缘骨折。

- Ⅱ型：骨折线从肩胛盂窝延伸到肩胛骨外侧缘。
- Ⅲ型：骨折线从肩胛盂窝延伸到肩胛骨上缘。
- Ⅳ型：骨折线从肩胛盂窝延伸到肩胛骨内侧缘。
- Ⅴa 型：Ⅱ型和Ⅳ型的组合。
- Ⅴb 型：Ⅲ型和Ⅳ型的组合。
- Ⅴc 型：Ⅱ型、Ⅲ型和Ⅳ型的组合。
- Ⅵ型：粉碎性骨折。

12.6　肩胛颈骨折 Goss 分型 [48]

　　肩胛颈骨折占肩胛骨骨折的 25%，其中 10% 或更少（占总数的 2.5%）存在明显移位。

　　根据骨折的移位程度，把肩胛颈骨折分为轻微移位和明显移位两大类。如果肩胛颈骨折存在明显移位，移位可能发生在多平面，包括侧方移位和旋转移位。

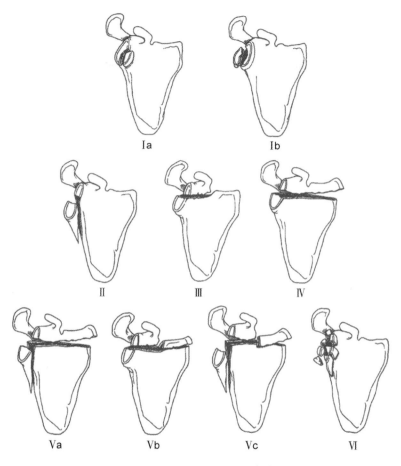

图 50　肩胛盂骨折分型[48]

　　肩胛颈骨折创伤机制为：①直接暴力：肩关节前部或后部受到直接打击；②间接暴力：手臂伸直摔倒或肩关节上部触地引起。如果肩胛颈完全骨折，骨折线通过肩胛骨外侧缘和上缘，可发生移位。如果上方支持结构（锁骨-肩锁关节-肩峰或喙突-喙锁韧带连接复合体）损伤，肩胛颈骨折后发生移位的可能性增加。

　　必须区分两种不同性质的肩胛颈骨折（图 51）：

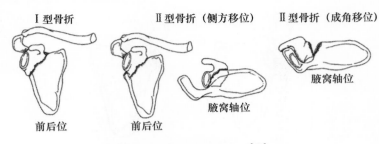

图 51　肩胛颈骨折分型[48]

- **Ⅰ型：**包括所有轻微移位骨折。
- **Ⅱ型：**包括所有明显移位骨折（侧方或成角移位）。

12.7　肩关节上方悬吊复合体损伤 Goss 分型[47-48]

　　肩关节上方悬吊复合体（superior shoulder suspensory complex，SSSC）是位于锁骨和肩胛骨之间的骨-软组织复合连接环，由关节盂、喙突、喙锁韧带、锁骨远端、肩锁关节和肩峰组成。上方骨性支柱是锁骨的中间 1/3。下方骨性支柱是肩胛骨体部外侧缘和肩胛冈。构成 SSSC 的每个单独的结构都有其自身特定的功能，从整体观点分析：整个 SSSC 作用是维持肩胛带之间的正常稳定的关系，允许肩锁关节和喙锁韧带之间存在微动，并为一些软组织结构提供坚强的骨性附着点。SSSC 的一个组成部分（图 52b）的创伤性损伤较为常见，SSSC 单部位损伤后果较为轻微，这种单一结构的损伤不会影响复合体的整体完整性。如果承受的外力较大，SSSC 结构可能发生两个或多个部分的损伤（称为"双重破坏"）。在这种情况下，受伤部位经常发生显著移位。同理，环的一部分断裂合并 SSSC 骨性结构单处或双处骨折破坏了 SSSC 结构整体完整性，对肩胛带带来潜在的不稳定。如果不予以治疗，会对患者肩关节功能恢复造成不良后果：骨折延迟愈合、骨不连和畸形愈合；肩峰下撞击；骨折畸形愈合导致肩部生物力学改变而发生的肌肉力量和耐久能力下降，容易出现疲劳不

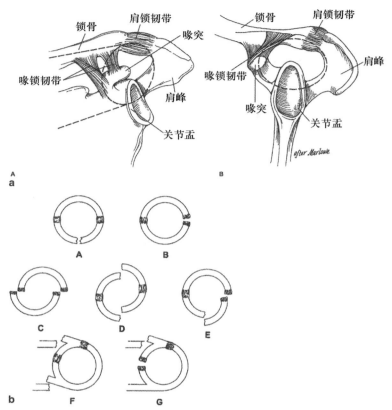

图 52　a. 肩关节上方悬吊复合体。**A.** 骨 / 软组织环及上下骨柱冠状面观察。**B.** 骨 / 软组织环的矢状面观察。**b.** 创伤性环 / 骨柱断裂的类型。骨 / 软组织环的一处断裂可能是骨断裂（**A**），也可能是韧带断裂（**B**）。骨 / 软组织环的两处断裂可能是两处韧带断裂（**C**）、两处骨断裂（**D**）或一处骨断裂和一处韧带断裂的组合（**E**），其他两处断裂可能是两个支柱断裂（**F**）或一个支柱断裂和一个环断裂（**G**）

适；由肩部下垂导致的迟发性神经血管损害；创伤性盂肱关节炎。因此，SSSC 的损伤需要仔细评估是否存在双重损伤。CT 三维重建能帮助做出明确的诊断。如果骨折移位明显，通过手术复位和稳定至少一个或多个骨性结构。通常情况下，对其中一个骨性损伤部位进行手术治疗可以间接复位和稳定其他损伤的骨性结构。

肩胛盂、喙突和肩峰的骨折都可能是 SSSC 双重损伤骨性结构的一部分，移位的这些结构需要接受手术治疗。无法在本分型中对 SSSC 可能的损伤类型进行全面的阐述，同时需要指出有些 SSSC 复合损伤极为罕见。

- **单一结构断裂**
  - **A 型**：单一骨性结构断裂。
  - **B 型**：单一韧带断裂。
- **双重结构断裂**
  - **C 型**：两处韧带断裂。
  - **D 型**：两处骨断裂。
  - **E 型**：单处骨断裂合并单处韧带断裂。
  - **F 型**：上、下支柱断裂。
  - **G 型**：上、下支柱和环各一处断裂。

（郝琦　王立胜　译　吴晓明　校）

13 肩关节骨关节炎分型

13.1 软骨软化症 Outerbridge 分级 [106]

Outerbrigde 于 1961 年描述了髌骨关节面关节软骨的宏观变化。同时，这一分型通常用于描述关节软骨损伤。

软骨软化症的宏观改变可分为四个等级：

- **1 级**：出现软骨的软化和肿胀。
- **2 级**：在直径为半英寸（约 1.27 cm）或更小的区域中存在碎片和裂缝。
- **3 级**：3 级与 2 级相同，但涉及的区域直径超过半英寸。
- **4 级**：侵蚀突破软骨，达到骨面。

13.2 原发性盂肱骨关节炎的关节盂形态学 Walch 分型 [134] *

作者根据 113 例患者的 CT 扫描结果将关节盂形态分为三种类型。观察者间的重复性和可靠性良好，Kappa 指数为 0.65 ～ 0.70。

- **A 型**（59%）：肱骨头居中，关节盂表面强度均匀。关节盂平均后倾 11.5°［标准差（SD）= 8.8°］。侵蚀可能是轻微的 **A1 型**（43%）或严重的 **A2 型**（16%）。侵蚀以关节盂中央侵蚀为特征，最后形成关节中央凹陷。在一些晚期病例中，肱骨头可突出到关节盂中。
- **B 型**（32%）：肱骨头向后半脱位，分布载荷不均匀。CT 结果显示大量的解剖变化，在关节盂的后缘更为明显。关节盂后倾平均 18°（SD = 7.2°）。分为两个亚型：**B1**

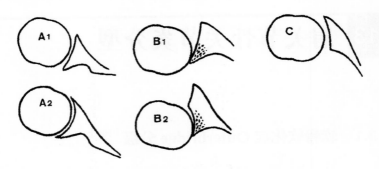

图 53　原发性盂肱骨关节炎的不同关节盂形态

型（17%）表现为后关节间隙狭窄、软骨下硬化和骨赘。**B2** 型（15%）表现为关节盂后方凹陷，使关节盂出现不寻常的双凹面。根据 Friedman[41] 等的研究，在 **B2** 型中，关节盂过度后倾，但后倾值并不能解释关节盂双凹面的形态。

■ **C 型**（9%）：这种关节盂形态被定义为：关节盂后倾度超过 25°，无论是否有关节盂侵蚀。这种后倾源于发育不良，肱骨头居中或轻微向后半脱位。平均后倾角为 35.7°（SD = 5.9°）。

13.3　肱骨头半脱位 Walch 评估[134]

肱骨头相对于关节盂的位置用半脱位指数进行评估，该指数是肱骨头在关节盂平分线后的相对部分（图 54）。半脱位指数在 45% 到 55% 之间表示肱骨头居中，0 表示前脱位，100% 表示后脱位。

13.4　垂直关节盂形态 Habermeyer 分型[51a] *

在标准的前后位片中，作者通过使用垂直于 X 线片下缘的

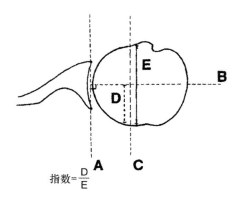

指数 = $\dfrac{D}{E}$

图 54　用于评估肱骨头半脱位的方法。A 线与关节窝前缘和后缘相切，B 线平分关节盂，C 线平行于 A 线并位于肱骨头平面靠内 1/3 等分处。D 值表示表示肱骨头在 B 后方的相对部分，E 值表示肱骨头在 C 线上的直径值。半脱位指数在 45% 到 55% 之间表示肱骨头居中，大于 55% 表示后半脱位，小于 45% 表示前半脱位

喙突基线（沿喙突的外侧缘）和关节盂线（沿关节盂上下缘），确定了四种不同类型的肩关节盂倾斜畸形。

　　在该研究中，喙突基线是可重复的，因为患者标准站位拍摄前后位视图，X 线片的下缘平行于底部并且喙突的外侧缘不会随肩胛骨的旋转而改变。

　　0 型（图 55a）：表示正常关节盂，喙突基线与关节盂线平行。

　　1 型（图 55b）：喙突基线与关节盂线在关节盂下方相交。

　　2 型（图 55c）：喙突基线与关节盂线在关节盂下方与中心之间相交。

　　3 型（图 55d）：喙突基线与关节盂线在喙突缘上方相交。

13.5　伴巨大肩袖撕裂的肩关节骨关节炎 Favard 分型 [38] *

■　**1 组**：特征为肱骨头上移，盂肱关节上方间隙变窄，肱骨

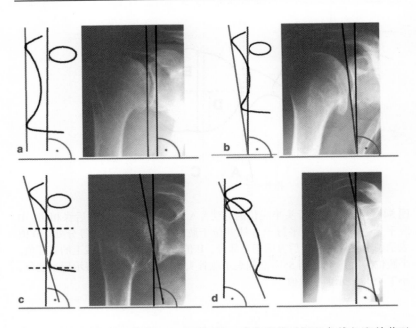

图 55 关节盂倾斜的分类。**a.** 0 型倾斜：喙突基线（深蓝色线）和关节盂线（浅蓝色线）平行（灰色线代表 X 线片下缘）。**b.** 1 型倾斜：喙突基线与关节盂线在关节盂下方相交。**c.** 2 型倾斜：喙突基线与关节盂线在关节盂下方与中心之间相交。**d.** 3 型倾斜：喙突基线与关节盂线在喙突缘上方相交

头足印区和肩峰下关节炎导致肩峰形状改变（图 56a）。

- **2 组：** 该组的特点为盂肱关节中央狭窄，肩峰形状变化不大，无肱骨头足印区（图 56b）。

- **3 组：** 本组的特点为由肱骨头和肩峰溶解表现出来的骨破坏征象。未受溶解的骨成分在形状上不发生任何改变。例如，肱骨大结节未被侵蚀，并且肩峰没有肱骨头足印区。盂肱间隙变窄，甚至接近不存在（图 56c）。

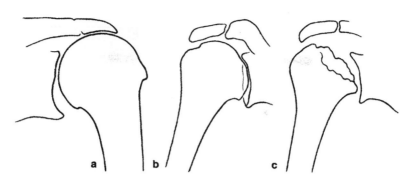

图 56　**a.** 1 组：上盂肱关节磨损：肱骨头上移，肩峰变形伴下凹面磨损。**b.** 2 组：盂肱关节中央狭窄，肩峰形状变化不大，不伴有肱骨头足印区。**c.** 3 组：肱骨头或肩峰溶解。三组之间没有年龄差异。1 组的肩峰-肱骨关节间隙狭窄程度显著大于 2 组和 3 组

13.6　肩袖撕裂关节病 Seebauer 分型 [132]

通过对肩袖撕裂关节病和失败治疗的分析，作者建立了一种肩袖撕裂关节病的生物力学分型。根据生物力学和关节成形术的临床结果，肩袖撕裂关节病被分为四种类型。这四种类型的区别在于旋转中心向上移位和不稳定的程度。该分型（表 5）对最佳植入物类型、重建目标和结果的手术决策是有帮助的。

13.7　肩袖撕裂关节病 Hamada 分型 [55]（图 58）

基于肩峰肱骨间隙（acromiohumeral interval，AHI；全层肩袖撕裂的敏感指标），作者提出了巨大肩袖撕裂的 X 线 5 个分级：

- **1 级**：AHI ＞ 6 mm。
- **2 级**：AHI ≤ 5 mm。
- **3 级**：AHI ≤ 5 mm，伴有髋臼化［髋臼化（acetabulari-

表 5　肩袖撕裂关节病分型[132]

ⅠA 型：居中，稳定（图 57a）	前方约束完整	轻微向上移位	关节动态稳定	喙突肩峰弓髋臼化，肱骨头股骨化
ⅠB 型：居中，中间型（图 57b）	前方约束完整，力矩完整/代偿	轻微向上移位	关节基本动态稳定	关节盂内侧侵蚀，喙突肩峰弓髋臼化，肱骨头股骨化
ⅡA 型：偏心，有限稳定（图 57c）	前方约束基本完整，力矩代偿	向上移位	关节动态稳定性不充分	通过喙突肩峰弓维持最小稳定性，上方内侧侵蚀，大规模喙突肩峰弓髋臼化，肱骨头股骨化
ⅡB 型：偏心，不稳定（图 57d）	前方约束结构受损	向前向上移位	缺乏关节动态稳定性	通过喙突肩峰弓不能维持稳定，前方结构失能

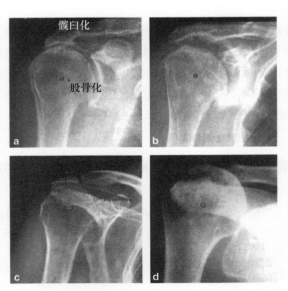

图 57　肩袖撕裂关节病的生物力学分型。**a.** ⅠA 型：居中，稳定。**b.** ⅠB 型：居中，中间型。**c.** ⅡA 型：偏心，有限稳定。**d.** ⅡB 型：偏心，不稳定[132]

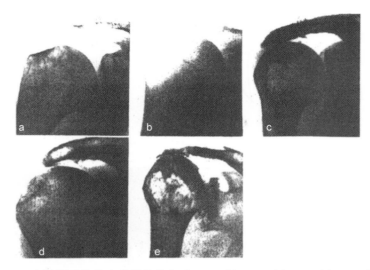

图 58　肩袖撕裂关节病的影像学分型。**a.** 1 级；**b.** 2 级；**c.** 3 级；**d.** 4 级；**e.** 5 级 [55]

zation）定义为肩峰下表面的凹面形成，有两种亚型：肩峰凹陷畸形，沿喙突肩峰韧带过多骨刺形成的畸形]。

- **4 级**：3 级基础上伴有盂肱关节狭窄。
- **5 级**：肱骨头多处塌陷（肩袖撕裂的典型特点）。

13.8　盂肱关节骨关节炎伴巨大肩袖撕裂的关节盂侵蚀 Sirveaux 分型 [120]

作者从影像学上定义了四种类型的关节盂侵蚀。**E0**：肱骨头向上移位，关节盂未受侵蚀。**E1**：关节盂有同心性侵蚀。**E2**：关节盂上部受到侵蚀。**E3**：侵蚀延伸到关节盂的下部（图 59）。

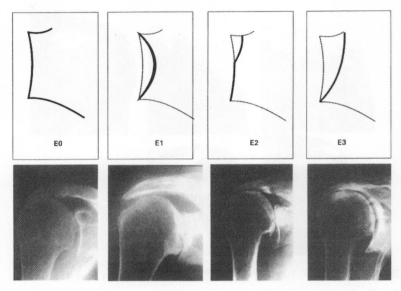

图 59　骨关节炎伴巨大肩袖撕裂的关节盂侵蚀的影像学分型[120]

13.9　肩关节脱位关节病的影像学 Samilson 和 Prieto 分型[117]

作者仔细检查了 74 个有单个或多个肩关节脱位史的肩关节，提出了盂肱关节病的影像学依据。

在前后位片中，肩关节脱位关节病的影像学特征被分为轻度、中度和重度。

- **轻度**：前后位影像学显示肱骨头下端或关节盂下端外生骨赘，或两者均有。骨赘在 3 mm 以内（图 60a）。
- **中度**：前后位影像学显示肱骨头下端或关节盂下端外生骨赘，或两者均有。骨赘大小为 3～7 mm（图 60b）。
- **重度**：前后位影像学显示肱骨头下端或关节盂下端外生骨赘，或两者均有。骨赘大小超过 8 mm，伴有盂肱关节狭窄及硬化（图 60c）。

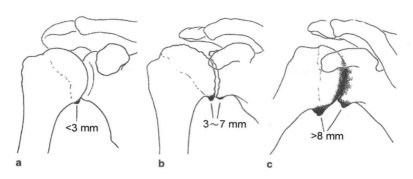

图 60 脱位关节病的影像学分型。**a.** 轻度，前后位影像学显示肱骨头下端或关节盂下端外生骨赘，或两者均有。骨赘在 3 mm 以内。**b.** 中度，前后位影像学显示肱骨头下端或关节盂下端外生骨赘，或两者均有。骨赘大小为 3 ～ 7 mm。**c.** 重度，前后位影像学显示肱骨头下端或关节盂下端外生骨赘，或两者均有。骨赘大小超过 8 mm，伴有盂肱关节狭窄及硬化[117]

（郝琦 王立胜 译 杨睿 校）

14 肱骨头坏死分型

14.1 骨坏死 Cruess 分型[25]

由于骨坏死的诊断是基于影像学和临床症状，所以必须强调的是，导致影像学改变或出现症状的损伤至少数月前就已经出现。已经有各种尝试对骨坏死病变发展进行分期，以帮助理解该过程并进行合适的临床治疗。目前最广泛认可的分期系统是 Marcus 等制订的系统[83]。但是该系统有一个缺陷，即缺乏诊断前阶段。因此，由 Arlet 和 Ficat[4] 首先提出的分期系统的修改可能是最有价值的。提出修改是因为其对第 5 期具有治疗意义，在该阶段髋臼样变化是可见的（图 61）。

- **第 1 期**：这一期尚未出现影像学特征的改变。一些患者会感到髋关节疼痛，僵硬，甚至偶尔会出现活动受限。骨显像检测可能会显示股骨头区域没有摄取或者整个股

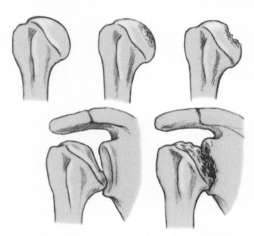

图 61　Nové-Josseand 和 Basso[105a] 改良的肱骨头坏死 Cruess 分型[25]

骨头区域摄取增加（可能性更大）。这种区域性的增加表明骨坏死区域已经开始了修复反应。

- **第 2 期**：这一期的特点是在保留股骨头良好形状的情况下影像学上具有修复依据。Ficat 和 Arlet 描述了 3 种形式：弥漫性骨质疏松（A）、硬化型（B）和混合骨质疏松 / 硬化型（C）。第四种可能是局部软骨下溶骨性病变。硬化的改变可能代表股骨头坏死修复的后期阶段（超过了骨质疏松或溶解的阶段），在这一期中，机体已经形成附着的新骨质。然而，在保留股骨头形状的情况下，这种形式仍被归类为第 2 期。

- **第 3 期**：该期具有骨坏死典型的影像学特征，即"新月征（crescent sign）"。软骨下骨塌陷为这一期典型症状，通常开始于股骨头外侧区域，在侧位片或者断层影像上最为清楚。影像学的改变从轻微的扁平到大范围的塌陷不等。在有症状的患者中经常观察到这种影像学的改变。影像学变化、症状变化以及临床病理学变化都预示着软骨下骨折的发展。

- **第 4 期**：广泛的软骨下塌陷以及由股骨头向上扁平化导致的严重畸形。该期与手术所见的分离的（有时游离的）位于软骨下骨凹陷处的软骨瓣有关。显然，并不是所有的病变都能达到第 4 期。

- **第 5 期**：第 5 期和第 4 期的不同在于是否存在髋臼的损伤。第 4 期中髋臼是正常的，但是在第 4 期中髋臼出现病理变化。增加这一期对于治疗很有帮助。只要髋臼软骨保持相对正常，人工股骨头置换术就是一种合理的治疗选择。

14.2 肱骨头缺血性坏死 Neer 分型[102]

肱骨头的病理变化与 Ficat 和 Arlet[147] 以及 Springfield 和

Enneking[148] 所描述的股骨头变化相似，但有不同之处。通过描述最大关节相互作用力点和肩关节盂与髋臼相比的解剖学不同，可以很好地解释这些差异。肩关节盂是平坦的，当手臂抬高约90°时，最大作用力点位于肱骨头上。在此时，肩胛骨已经旋转30°。因此，当肱骨抬高超过60°时，处于最大压力下的肱骨头部区域接触的是关节盂的区域。这一部位是肱骨头在缺血性坏死中持续坍塌的部位，也是骨关节炎中发生最大磨损和硬化的部位。

如上所述，两名截瘫患者的肘部关节面塌陷的缺血性改变证实了压力和负载在构成肱骨头缺血性坏死方面的重要性。Cruss[149] 以及 Springfield 和 Enneking[148] 在讨论缺血性坏死的病因时，都指出了股骨头改变与股骨头血管的解剖位置不匹配，也与可能发生梗死的随机位置不匹配——如果梗死是由于"淤塞"引起的。由于新月征的位置和以后的肱骨头塌陷与肱骨头上最大关节作用力点相一致，Neer[102] 认为，楔形梗死区的固定好发位置主要是由压力造成的。

为了帮助描述肱骨头缺血性坏死的适应证和治疗，Neer 将 Ficat 和 Enneking 的优异分类方法应用于肩部，如图 62 所示。

- **Ⅰ期**：疾病只表现出轻微的变化，难以准确地诊断出来。MRI 的最新发展对诊断该阶段的疾病具有很大帮助。肱骨头保持正常形状。可能有轻微的斑点状骨小梁区或软骨下脱钙区。有些患者感到疼痛，有些患者没有疼痛。伴有易梗塞性疾病（戈谢病、镰状细胞贫血）的患者有

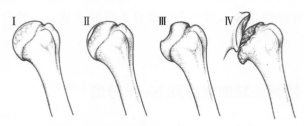

图 62　Neer 肱骨头缺血性坏死分型[102]

着更早期的疼痛，不幸的是，目前还没有可靠的方法来进行明确诊断。

- **Ⅱ期**：在手术中观察可发现，此时关节面表面非常粗糙，并且尽管关节软骨可在失去软骨下骨支持的区域中受到压力，但会恢复到原来正常的形状。这时可以看到"半月板征（meniscus sign）"的区域。断层影像和 MRI 在评估肱骨头受累程度时有很大作用。此期疾病的患者通常会感到疼痛，有时疼痛会加重。剧烈的疼痛可能与微小骨折和软骨下骨的突然轻微塌陷有关。

- **Ⅲ期**：该期疾病的特点是关节软骨在一定范围内的皱褶和疏松。这与软骨下骨的楔形骨折和塌陷有关。最终，这种分离软骨的边缘可能会撕裂，形成一个皮瓣。随着每次软骨下骨的塌陷，疼痛就愈发剧烈。最终 X 线片出现"跳脱（step-off）"现象，十分明显。此时关节盂关节面仍然保持完整。

- **Ⅳ期**：该期疾病的特点是病变累及关节盂关节面，由于肱骨头的不匹配，当发生继发性关节炎改变时，在肱骨头的周围（尤其是下方），会在边缘形成赘生物，并且关节盂的关节面变得不均匀，很类似骨关节炎时关节盂表面的变化。由于手臂在日常活动中的使用方式，不匹配的头部相对更强烈地压迫关节盂的后部，导致关节盂不均匀磨损，最终导致后向半脱位。在后向半脱位的情况下，后关节盂被磨得光滑并硬化。此时由于肱骨头与关节盂后缘接触，肱骨头也产生凹痕。此时，关节内部就会出现骨软骨游离小体和滑膜炎。

14.3　肱骨头坏死程度 Hattrup 和 Cofield 分型[56]

作者通过影像学方法来对肱骨头坏死的程度进行评估。骨坏死侵犯的程度根据任何单窗位所显示的最大侵犯程度进行分类，共四类：肱骨头受累范围小于肱骨头直径的 1/4，肱骨头受累范围为肱骨头直径的 1/4 ~ 1/2，肱骨头受累范围为肱骨头直径的 1/2 ~ 3/4，肱骨头受累范围大于肱骨头直径的 3/4。

（沈骅睿　张涛　译　杨睿　校）

15 类风湿关节炎分型

15.1　有关类风湿关节炎的分型^{[102] *}

　　轻度、中度和重度受累。关于类风湿关节炎，人们知之甚少。我们不知道它的病因，也缺乏特异性诊断测试。在我们目前对其了解不多的情况下，将受累关节类风湿关节炎严重程度分为轻度、中度和重度有助于临床决策。

　　对于患有轻度类风湿关节炎疾病的患者，术后康复要容易得多。骨丢失更慢，并且可能在肱骨头边缘形成骨赘，这与骨关节炎中形成的骨赘相似。

　　在更严重的类风湿关节炎中，可能会有关节表面的快速破坏，如果肩袖也有损伤，可能导致肱骨头的过度上移。如果没有及时进行肩关节置换术，注定会发生严重的骨丢失和肩袖损伤。在美国一家大型类风湿病专科医院，患者在第一次肩关节置换术之前，平均接受了四次其他大关节置换术（髋关节、膝关节或肘关节）。肩关节置换手术的延迟无疑是导致肩袖缺损和严重肩胛盂骨质丢失高发生率的原因。

　　干性型、湿性型、吸收型。除了对类风湿关节炎严重程度的分型，类风湿关节炎还可以分为三种临床类型。如图 63A ～ C 所示，干性型有硬化、软骨下囊肿和关节间隙丧失。可以看到少量的边缘侵蚀，可观察到边缘骨赘，并且边缘骨赘与骨关节炎形成的骨赘特征相似。肩关节类风湿关节炎干性型往往比其他类型肩关节活动度更差。这种类型的青少年类风湿关节炎患者的肌肉萎缩可能很严重，而成年人的肌肉状况通常较好。当类风湿关节炎只累及几个关节时，有很多术语可能都可以描述这种情况，包括"炎症性骨关节炎""轻度类风湿关节炎"和"多关节

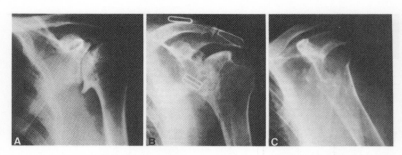

图 63 有关类风湿关节炎的分型。**A.** 干性型伴关节僵硬、骨硬化和骨边缘出现骨赘，与骨关节炎相似。**B.** 湿性型伴炎症和破坏性肉芽肿导致的关节面大量边缘侵蚀。**C.** 累及多年后导致的终末期骨质破坏，关节盂和肱骨头部骨质完全丧失

关节炎"。

湿性型，关节边缘被侵蚀的地方有大量肉芽肿，导致骨末端变尖。关节盂严重破坏的原因不仅包括肉芽肿侵蚀和废用性骨量减少，还包括肱骨头对关节盂高应力引起的骨质破坏。

湿性型和吸收型类风湿关节炎伴有严重的骨丢失和肱骨头中心移位，也就是 Neer 称之为"盂肱关节共轴"的移位。

盂肱关节共轴：严重的骨丢失导致了肩关节解剖外形的丧失。肱骨头的上方变得扁平，就像一个没有波尔多酒瓶肩部的勃艮第酒瓶，如果从远处看，很容易就能看到这一影像学特征。这一影像学特征对于提示关节盂假体植入困难和明显的骨丢失具有重要意义。

15.2 类风湿关节炎关节盂磨损 Lévigne 和 Franceschi 分期[76]*

当关节盂软骨峡部完整或轻微变形时，肩胛盂病损被定义为 1 期；当关节盂表面磨损达到喙突基底部时，被定义为 2 期；当磨损超出喙突基底部时，被定义为 3 期（图 64）。

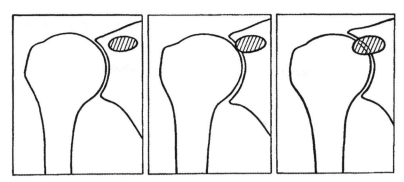

图 64 在真正的前后位 X 线片上评估类风湿关节炎的关节盂磨损：1 期，软骨下骨完整或轻微变形；2 期，边缘磨损至喙突基底部；3 期，边缘磨损至喙突基底部外

15.3 类风湿关节炎肱骨头磨损 Lévigne 和 Franceschi 分期[76]*

1 期：软骨下骨完整或有微小缺损。2 期：肱骨头骨性缺损大于 10 mm 时导致解剖颈部变形。3 期：肱骨头部失去球形外观（图 65）。

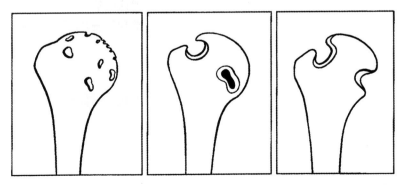

图 65 在真正的前后位 X 线片上评估类风湿关节炎的肱骨头磨损：1 期，微小的骨性缺损；2 期，大结节处形成缺损；3 期，肱骨头球形外观丧失

15.4 类风湿关节炎 Lévigne 和 Franceschi 放射学分型 [76] *

通过分析不同的术前 X 线表现，特别是通过分析许多患者自首次诊断以来定期随访的 X 线，作者根据肱骨头球形外观和头部相对于关节盂的向上移动这两个判断标准将 X 线下的表现分为 3 种类型（图 66）。

- **肱骨头上移型**：这是最常见的表现，占 41%。特点是肱骨头上移，伴随关节盂的进展性磨损。肱骨头部在整个疾病进展过程中保持其球形。关节间隙受限在关节盂的上极水平，发生局部磨损后变得狭窄，随后软骨下骨进展性破坏，使关节盂在前后位 X 线片上呈窦道状外观。

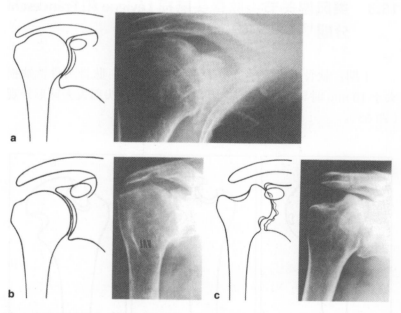

图 66 类风湿关节炎的放射学分型。**a.** 类风湿关节炎，肱骨头上移。**b.** 类风湿关节炎，肱骨头中心仍然处于共轴状态。**c.** 类风湿关节炎的骨性破坏表现[76]

肱骨头保持其球形，但在肩胛冈长轴水平向上、向内和向后移动。肱骨头发生上移和内移。随着疾病的进展，肱骨的外科颈与肩胛盂的下缘接触，产生撞击，在肱骨外科颈的内侧表面形成经典的缺损表现（图 66a）。

- **盂肱关节共轴型：** 该型也比较常见，占比为 36%。该型特点是肱骨头相对盂肱关节轴线没有上移，关节盂在整个高度都有均匀的磨损。肱骨头保持其球形，但像"鸡蛋进入蛋杯"一样嵌入肩胛盂，并可能伴有肩胛盂上下两极的边缘骨赘。这和骨关节炎的表现相似。随着时间的推移，肱骨头中心逐渐内移，同时伴随肩峰-肱骨间隙逐渐减少（图 66b）。

- **肱骨头骨质破坏型：** 较少发生，占 19%。该型特点是肱骨头骨质被破坏，失去了球形外观。骨性缺损发生在解剖颈水平，产生一个特征性凹陷，在颈部进展性的磨损，最终导致"香槟软木塞"外观。这种侵袭性很强的类风湿关节炎会同时破坏关节盂骨质，有些病例由于关节盂的同步磨损而没有表现出关节间隙的丧失（图 66c）。

15.5 类风湿关节炎 Larsen、Dale、Eek 放射学分型[75]*

该分型体系提供了可重复的四肢大关节关节炎的放射学评估的可能性。分型体系的可重复性已经进行了多次测试，总体结果是，在不同的观察者之间 90% 的类风湿关节炎得到了一致的评价。影像学标准的有效性是以关节病理为基础的。Larsen、Dale、Eek 对类风湿关节炎的放射学分型体系对于类风湿关节炎不具有特异性。当新骨形成不明显时，也可以用于评估其他四肢关节慢性炎症性改变，如强直性脊柱炎和银屑病关节病，这些疾病在关节病理表现上都表现出一些共同的特征。然而，该系统不适用于评估青少年类风湿关节炎或儿童时期骨骺发育异常的关节疾病。骨关节炎可能会导致与 Ⅰ 期相当的，甚至更严重的异常，特别是在手指的指间关节（侵蚀性骨关节炎）、髋关节和膝关节。骨关节病的鉴别诊断通常不考虑临床和实验室数据，也不考虑脊柱和骶髂关节的 X 线检查结果。

本分型体系是一种纯粹的关节炎放射学评估方法。不应将其视为判断疾病严重程度的一般衡量标准：

- **0 级**：正常情况。可能存在与关节炎无关的异常，如边缘骨沉积。
- **1 级**：轻度异常。存在以下一种或多种病损：关节周围软组织肿胀、关节周围骨质疏松和关节间隙轻度狭窄。如有可能，使用同一患者的正常对侧或与之前影像学检查结果进行比较。软组织肿胀和骨质疏松有可能被逆转。这一阶段代表了关节炎的早期不确定阶段，或代表了一个没有骨性破坏的后期阶段。上述表现与高龄但没有关节炎、创伤后、创伤后骨萎缩（Sudeck's atrophy）等情况下的关节影像学特征相似。
- **2 级**：明确的早期异常。相比正常标准影像学表现，出现骨侵蚀和关节间隙变窄。除承重关节外，其他关节都有骨侵蚀表现。
- **3 级**：中度破坏性异常。相比正常标准影像学表现，出现骨侵蚀和关节间隙变窄。所有关节被侵蚀。
- **4 级**：严重的骨破坏性异常。相比正常标准影像学表现，出现骨侵蚀和关节间隙变窄。承重关节骨形态发生改变。
- **5 级**：结构毁坏性异常。关节原有关节面已经消失。在负重关节中存在明显的骨形态改变。后期出现的继发性关节脱位和骨僵硬不应在分级中考虑；如果存在这些症状，应根据伴随的骨质破坏或变形进行分级。

偶尔，特别是在关节炎的侵蚀期，可能会出现侵蚀程度与关节间隙变窄不一致，因为关节韧带的松弛和大量关节液的存在可能会导致关节间隙变宽。在这种情况下，在使用现有的分级系统时，侵蚀程度应成为决定因素。

本分级推荐适用于以下目的：

1. 在诊断放射学中，用于关节炎的定量评估和记录疾病的不同表现。

2. 在治疗实践中，用于评估疾病进展。该分级不仅适用于药物试验，也适用于滑膜切除术后评价。

3. 在关节炎流行病学中，用于准确记录单个关节的病变。

（沈骅睿　张涛　译　周炳华　校）

化脓性关节炎分型

16.1 关节感染的 Gächter 和 Stutz 分期[42, 125]

化脓性关节炎关节镜下可分为以下几期：

- **Ⅰ期**：关节液混浊，红色滑膜，可伴有点状出血，无放射学改变。
- **Ⅱ期**：严重的炎症反应，纤维素沉积，积脓，无放射学改变。
- **Ⅲ期**：滑膜增生，关节镜下可见海绵样间室形成（特别是髌上囊），无放射学改变。
- **Ⅳ期**：侵袭性血管翳伴软骨内浸润，可能破坏软骨，放射学表现为软骨下骨溶解，可能有骨侵蚀和骨囊肿。

16.2 化脓性关节炎 Tan 分型[126]

造成感染性肩关节炎患者临床效果报道困难的部分原因之一是缺乏一个对化脓性关节炎的统一分类体系。虽然现有许多用于描述骨髓炎或关节周围感染的分类体系，但没有一个被普遍认可。理想的分类体系应有助于疾病分级、临床决策以及临床结果的比较。据我们所知，目前还没有针对化脓性肩关节炎的全面分类体系。

因此，我们提出了一种新的化脓性关节炎分类体系，该分类体系基于：①受累组织的部位和范围；②机体状态，全身状态或局部状态；③细菌毒性和患者症状持续时间。显然，当评估治疗结果和替代治疗的疗效时，必须考虑这三个因素。在这个体系中，感染过程根据四种解剖类型、三种宿主生理状态分类和两种临床表现进行分期。

- 关节名称（肩关节、肘关节、髋关节、膝关节等）
- 解剖类型
  - Ⅰ：关节周围软组织感染，不伴有关节积脓
  - Ⅱ：局限于关节内的化脓性关节炎
  - Ⅲ：化脓性关节炎伴软组织感染，但不伴有骨髓炎
  - Ⅳ：化脓性关节炎伴邻近部位的骨髓炎
- 宿主分类
  - A：免疫系统正常
  - B：免疫系统受损
    - B_L：局部免疫系统缺陷
    - B_S：系统性免疫系统缺陷
  - C：侵袭性治疗相关不可预知的风险
- 临床表现
  - 1：出现症状少于 5 天且为无侵袭力细菌
  - 2：症状持续 5 天及以上，或高侵袭力细菌
- 化脓性关节炎的临床分期
  - 解剖类型＋宿主分类＋临床表现＝分期

解剖类型包括孤立的关节周围软组织感染、仅累及关节内、累及关节和软组织、累及关节和骨的感染 4 种类型。Ⅰ 型为关节周围软组织感染，无关节积脓。这种情况可能发生在术后深部伤口的感染。Ⅱ 型是当脓液局限于肩关节囊内时引发的化脓性盂肱关节炎。Ⅲ 型指病变累及关节和关节周围软组织同时伴有化脓性关节炎，如伤口深部感染或化脓性滑囊炎，Ⅲ 型无骨性受累。当化脓性关节炎伴有骨髓炎时，归为 Ⅳ 型。在肩关节，通常发生在肱骨近端，但偶尔也会发生在肩峰、锁骨远端或关节盂。

根据 Cierny 和 Mader[20] 分类体系，宿主可分为 A、B 或 C 生理组三种类型。A 组代表代谢和免疫功能正常的患者。B 组代表局部（B_L）或系统性（B_S）免疫系统受损。局部免疫系统缺陷包括残留不可吸收的缝合线或其他生物材料，局部放疗，多次手

术留下的瘢痕和淋巴性水肿。系统性免疫系统缺陷包括高龄、慢性疾病或任何导致免疫功能受限的原因。C 组代表的是那些使用激进治疗的风险超过感染影响的患者。

临床表现要考虑患者症状的持续时间和致病菌的侵袭性。我们将症状持续少于 5 天或感染致病菌侵袭力较弱的患者归为 1 组。感染高侵袭力致病菌或症状持续 5 天或以上的患者归入第 2 组。时间截点为 5 天，因为动物研究表明，如果化脓性关节炎持续超过 5 天，就会发生不可逆的关节损伤。这些高侵袭力致病菌可因医院和地区而异，但通常包括耐甲氧西林金黄色葡萄球菌、革兰氏阴性杆菌、耐万古霉素肠球菌和梭状芽胞杆菌。

（沈骅睿　张涛　译　周炳华　校）

17 肿瘤分型

肌肉骨骼肉瘤 Enneking 手术分期系统 [35, 138]

肉瘤的手术分期系统应当：

1. 整合最重要的预后因素，科学描述患者所面临的风险等级。

2. 描述对手术治疗有特定影响的疾病进展阶段。

3. 为辅助疗法的使用提供指南。

该分期系统基于分级（G）、部位（T）和有无转移（M）之间的相互关系。根据其对预后和治疗的影响，对这三个方面做进一步分层。

分级（G）

肿瘤的分级取决于三个因素，既不是像 Broder 系统那样的纯粹的组织学分级，也不是像 Lodwick 系统那样的放射学分级。最好将分级方式理解为"临床分级"或"手术分级"，它是对病变生物学侵袭性的评估。良性病变为 G0，低度恶性肿瘤为 G1，高度恶性肿瘤为 G2。在 MTS 系统中，组织学分级分为低度恶性和高度恶性。一些组织学分级系统包含三级或四级，使用这些系统时，观察者间的一致性较差。对于恶性肿瘤，手术分级通常遵循组织学分级。然而，具有良性细胞学表现的恶性肿瘤却可能表现出高侵袭性的放射学和临床表现。

部位（T）

肿瘤的局部范围由分期研究确定。T0 病灶被限制在其包膜内并且仍局限于其起源间室内。T1 病变没有真正的限制性包膜，而是压缩周围组织形成假包膜。在反应区可观察到手指状突起或孤立的肿瘤结节（称为卫星病变）。病变和反应区都必须包含在起源间室内，才能将其判定为T1。将解剖间室之外的病变定义为间室外（T2）病变。肿瘤的直接扩散可能表现为肿瘤块的明显延伸，或者更隐蔽地发生在肿瘤起源间室之外的反应区。例如，一例股骨远端骨肉瘤破坏了股骨前皮质，并且在大腿前部有软组织浸润，所以该肿瘤可判定为T2。同样，同位素扫描或MRI图像显示大腿前部间室出现一大型软组织肉瘤，伴随相邻股骨反应性变化，该肿瘤可判定为T2。身体的一些部位无有效阻碍肿瘤扩散的屏障，使这些部位的肿瘤自然地被判定为T2。表6定义了间室内和间室外部位以及间室外扩散的方式。

转移（M）

肌肉骨骼肿瘤分期的最后一个考虑要点是有（M1）或无

表6　解剖部位（T）

间室内（T_1）	间室外（T_2）
骨内	扩散至软组织
关节内	扩散至软组织
浅筋膜至深筋膜	扩散至深筋膜
骨旁	骨内或筋膜外
筋膜室内	筋膜室外平面或间隙
手或足的中线	中足和后足
小腿后侧	腘窝
前外侧腿	腹股沟-股三角
前大腿	骨盆内
大腿内侧	手心
大腿后侧	肘窝
臀部	腋窝
前臂掌侧	锁骨周围
前臂背侧	脊柱旁
前臂	头颈
后臂	
内脏	

（M0）转移灶的存在。评估时有转移的恶性肿瘤被判定为 M1。在 MTS 系统中，伴有区域淋巴结转移的病变也被列为 M1 病变，因为其预后与存在远处转移的患者相似。通常，肌肉骨骼肉瘤通过血流转移，肺是最常见的目标器官，其次是骨骼。只有少数类型的肉瘤表现出明显的区域淋巴结转移，包括横纹肌肉瘤、上皮样肉瘤和滑膜细胞肉瘤。具有"跳跃"转移的病变也视为 M1 病变，其预后同样较差。分级（G）、部位（T）和是否存在转移（M）决定了手术分期系统中的分期。表 7 展示了其在良性病变中的应用，而表 8 展示了其在恶性病变中的应用。

根据影像学表现和临床行为，将良性病变分为隐匿性（1期）、活动性（2期）和侵袭性（3期）。所有良性病变的手术分级均为 G0。恶性病变被指定为低级别（Ⅰ期）、高级别（Ⅱ期）或转移性（Ⅲ期）。对Ⅰ期或Ⅱ期病变，在主要分期后添加字母 A 或 B，以区分间室内（A）或间室外（B）。无论分级和部位如何，发生了转移的恶性肿瘤均划分为Ⅲ期。

表 7　良性病变分期

分期	性质	分级	部位	转移
1	隐匿性	G0	T0	M0
2	活动性	G0	T0	M0
3	侵袭性	G0	T1～2	M0～1

表 8　恶性病变分期

分期	性质	分级	部位	转移
ⅠA	低度，间室内	G1	T1	M0
ⅠB	低度，间室外	G1	T2	M0
ⅡA	高度，间室内	G2	T1	M0
ⅡB	高度，间室外	G2	T2	M0
Ⅲ	任意级，转移	G1～2	T1～2	M1

1 期　隐匿性良性病变（G0，T0，M0）

临床上，这些病变是无症状的，通常是意外发现的。它们很少造成病理性骨折，极少导致任何功能障碍。病变位于软组织中时通常很小、无压痛且可自由移动。病变位于骨骼中时，很少导致皮质变形。隐匿性良性病变可能会缓慢扩大，对正常的生长抑制因素有生物学反应。

骨中的 1 期病变通常有明确的边界，其周围通常有一圈皮质样反应性骨质（Lodwick ⅠA）。CT 显示其质地均匀，无皮质穿孔或筋膜外延伸。

组织学上，基质表观成熟且分化良好，细胞与基质的比率较低。未见恶性细胞学指标，如深染、间变、多形性或有丝分裂。病变被成熟的纤维组织或皮质骨很好地包裹，几乎没有反应性间充质细胞增殖、炎症反应或血管生成。

2 期　活动性良性病变（G0，T0，M0）

大多数需要就医的良性病变是活动性良性病变。这些病变常稳定增长并且可能引发症状。它们有一般的接触抑制反应，但抑制水平偏低。软组织中的活动性良性病变往往较小且可移动，但与 1 期病变不同的是可能有触痛。

活动性良性病变的 X 线片显示边界清晰，但有一些不规则。骨骼中的 2 期病变通常被一圈更疏松的反应性骨包绕。皮质的内侧可能发生分离，并且覆盖的皮质可能发生变形（Lodwick ⅠB）。同位素扫描可观察到同位素摄取量增加，增加的范围与普通 X 线片观察到的病变范围非常一致。CT 和 MRI 显示病变质地均匀，有不规则但完整的反应边缘，并且皮质可能变形。CT 和 MRI 图像显示病变仍位于间室内。

在组织学上，活动性良性病变的细胞 / 基质比平衡。基质分化良好且分布均匀。细胞学外观为良性。周围可能有较窄的一圈反应性纤维血管浸润。骨吸收是破骨细胞而不是肿瘤细胞造成的。

3 期　侵袭性良性病变（G0，T1 ~ 2，M0 ~ 1）

侵袭性良性病变通常有症状。它们通常因为不适而引发关注，而且通常非常疼痛。它们的存在使骨骼在受到中度创伤时就可能发生病理性骨折。它们快速生长，几乎不受一般的生长限制因素的抑制。侵袭性良性病变偶尔会引发炎症，周围出现红斑和硬结。传统的 X 线片显示，这些病变表现出高度侵袭性，甚至高于一些低度恶性肿瘤。与相邻正常骨的界面参差不齐、无明确边界。可能存在反应性骨和 Codman 三角。皮质有明显破坏。同位素扫描中，同位素摄取增加的范围远远超出普通 X 线片所示的病变范围。CT 和 MRI 图像显示病变不再均匀。常可观察到早期的间室外延伸。

组织学上，侵袭性良性病变的特征是基质分化良好且处于不同成熟阶段。细胞 / 基质比通常很高，可能有深染的细胞核，但不存在恶性肿瘤的其他细胞学特征，例如间变和多形性。可能存在有丝分裂。可以观察到有微观或宏观病灶延伸穿过假包膜，形成卫星病变。

IA 期，低度恶性，间室内（G1，T1，M0）

低级别恶性肿瘤通常生长缓慢、无痛且无症状。因为生长缓慢，其恶性潜能常被忽视。低级别恶性肿瘤具有高级别病变的所有侵袭特性，只是由于病变生长缓慢，往往只会缓慢地跨越间室边界而不是迅速破坏它们。软组织中的 I 期病变通常是浅表的、无触痛的，并且周围几乎没有炎症征象。但此类肿瘤的尺寸较大且与周围组织粘连，提示其恶性肿瘤的本质。普通 X 线片上，不仅可观察到周围一圈疏松的反应性骨，还可看到其他恶性特征，比如骨膜内扇形侵蚀、Codman 三角等。同位素扫描显示摄取区域大于普通 X 线片所示病变区，但仍在起源间室内。CT 和 MRI 图像可验证其仍处于间室内。基质通常成熟且分化良好。细胞 / 基质比约为 1 : 1。病变显示出明确的恶性细胞学征象，包括间变和多形性（Broder 1 级，偶尔为 2 级）。病变周围有一圈由被压缩的反应组织形成的假包膜，其中包含显微镜下的肿瘤病灶（卫星病变）。

IB 期，低度恶性，间室外（G1，T2，M0）

间室外低级别恶性肿瘤的临床表现与间室内低级别恶性肿瘤相似。低级别恶性肿瘤可能直接延伸到间室外，且不受正常肿瘤生长抑制因素的抑制。例如，发生在胫骨的釉质瘤侵犯前侧皮质并进入小腿的前部间室，可视为 IB 期。一些解剖部位缺乏有效的肿瘤扩散屏障，病变天然就是间室外的，比如腘窝。或者之前的手术污染了多个间室，也可能使以前的间室内低级别恶性肿瘤变为间室外肿瘤。放射学分期研究可确定原发病灶的间室外扩散或解剖学部位。

IIA 期，高度恶性，间室内（G2，T1，M0）

高级别恶性肿瘤会引发症状。它们几乎一定会引起疼痛和不适，患者也多因此而就诊。高级别病变生长迅速，似乎不受生物学限制因素的抑制。只有在病程早期发现的高级别恶性肿瘤是间室内的。这类高级别肿瘤具有侵袭性，会迅速穿过宿主的天然屏障而发生扩散。它们通常位于筋膜深处并固定在周围组织上。

高级别病变在普通 X 线片上无清晰边界（Lodwick III 期）。有时，基质形态可能为病变的组织起源提供重要线索。同位素扫描中，同位素吸收增加的范围远远超出普通 X 线片所示病变范围。只有那些反应区完全位于起源间室内的肿瘤可判定为间室内肿瘤。

组织学上，这类病变具有高级别恶性肿瘤（Broder 2 级、3 级和 4 级）的所有特征。细胞核深染，有丝分裂频繁。细胞发生间变和多形性。细胞 / 基质比高。常出现血管侵犯、坏死和出血。肿瘤细胞直接破坏正常组织。没有或几乎没有包膜。

IIB 期，高度恶性，间室外（G2，T2，M0）

大多数高级别恶性肉瘤为 IIB 期。高级别病变表现出侵袭性，可迅速扩展到其起源间室之外。有时，患者会出现病理性骨折。

放射成像中，骨病变表现为皮质破坏和早期软组织肿胀。骨膜反应常常被肿瘤的快速生长和破坏效应所掩盖。同位素扫描显示反应区延伸到起源间室之外。MRI 和 CT 可证实高度恶性肿瘤的间室外扩散。与低级别恶性肿瘤一样，高级别恶性肿瘤也可能因其解剖学部位而天然就是间室外的，也可能因为先前的手术而成为间室外的。组织学上，ⅡB 期病变与ⅡA 期病变类似，具有高级别恶性肿瘤的所有特征。

Ⅲ期　转移

出现转移的恶性肿瘤都被划分到Ⅲ期。Ⅲ期肿瘤可以是高度恶性或低度恶性、间室外或间室内的。原发灶的临床表现和组织学表现与无转移灶的相应病灶相似。分期研究通常会揭示转移部位。胸部 CT 可能显示肺转移。同位素扫描可能显示远处或跳跃转移。纵断面 MRI 可以证实体格检查时可能发现的跳跃转移。

（沈骅睿　张涛　译　程序　校）

18.1　肱骨假体透亮带 Sperling 放射学评估 [124]

为了测量假体与周围骨质是否松动，人肱骨假体–骨骼界面被分为 8 个放射学观察区域（图 67）。根据这些区域透亮带的存在与否、位置及宽度进行评估。测得的透亮带的最大区分宽度在 0.5 mm 以内。

结合透亮带的数据，包括其范围和宽度，以及移位和假体位置的数据，从骨科医生的角度，作者选择了一组提示假体松动、可能导致临床症状的改变。作者认为，这些放射学特征组合可提示导致临床症状的假体松动。如果 3 个观察者中有至少 2 个认为假体发生倾斜或下沉，或者如果在 3 个或更多区域中存在宽度为 2 mm 或以上的透亮带，则可认为肱骨假体"有松动风险"。

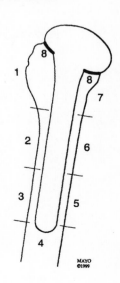

图 67　肱骨假体透亮带的评估。肱骨假体与骨的界面被分为 8 个射线透视区 [124]

18.2　关节盂假体透亮带 Sperling 放射学评估[124]

为了测量关节盂假体周围的透亮带，人为将关节盂假体-骨骼界面分为 5 个放射学评估区域（图 68）。根据透亮带的存在与否、位置及宽度进行评估。测得的透亮带的最大宽度在 0.5 mm 以内。

作者选择了骨科医师认为与临床上存在假体松动相关的透亮带的范围和宽度以及假体的位置和移位的数据，并将其作为放射学上代表具有临床症状性假体松动风险的参考。如果 3 个观察者中至少有 2 个观察到该假体倾斜或下沉，或者 3 个或更多区域中存在宽度为 1.5 mm 或以上的透亮带，则可认为关节盂假体"有松动风险"。

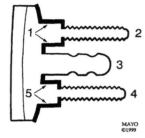

图 68　关节盂假体透亮带的评估。关节盂假体与骨的界面被分为 5 个射线透视区[124]

18.3　骨水泥关节盂假体透亮带 Molé 放射学评估[86]

使用 6 个放射学评估区域区域（图 69）进行评估，这 6 个区域分别对应于假体上、下和中间部分的数字 1、5 和 6，以及主钉周围的区域 2、3 和 4。将它们的宽度分为 3 个等级：

1 级＝小于 1 mm

2 级＝介于 1 mm 和 2 mm 之间

3 级＝大于 2 mm

作者基于这 6 个区域和 3 个等级对每位患者做了透亮带评分（RLL 评分）。所有涉及区域的等级相加即为总分，总分最大值为 18（图 69）。如果总分大于 12，则该假体即被视为松动。

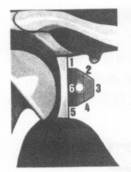

得分 区域	<1 mm （1分）	1～2 mm （2分）	>2 mm （3分）	RLL评分 （18分）
1		×		2
2	×			1
3	×			1
4	×			1
5		×		2
6		×		2

合计=9/18

图 69 骨水泥关节盂假体透亮带评估。用于测量透亮带的 6 个区域的位置，以及评估透亮带评分的示例（本案例评分为 9/18）[86]

透亮带评分随时间增加时，即可认为松动进展，无论其增加是源于受影响区域增加还是某个区域评分增加，或是两者兼而有之。

18.4 关节盂假体透光带 Franklin 放射学评估[40]

- **0 级**：无透亮线。
- **1 级**：仅在假体上方和（或）下方处有透亮线。
- **2 级**：主钉无透亮线。
- **3 级**：假体周围的透亮线达到 2 mm。
- **4 级**：假体周围完全透亮线超过 2 mm。
- **5a 级**：假体移位（如倾斜或移位）。
- **5b 类**：假体从骨骼中拔出。

18.5 骨水泥关节盂假体透亮带 Wilde 放射学评估[136]

基于关节盂假体周围骨与骨水泥界面透亮带的宽度进行评估。为方便评估，将关节盂假体周围骨与骨水泥界面分为 3 个区域（图 70）。1 区包括关节盂的软骨下骨和假体颈部之间的界面。假体的柄被分成两个相等的区域，对应 2 区和 3 区。

　　1 区包括关节盂假体的肩部和关节盂本身之间的区域。由于坚硬的软骨下表面不允许骨水泥渗透，所以那里自然会有透亮带。

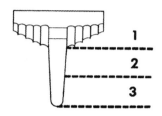

图 70　骨水泥关节盂假体透亮带的评估[136]

18.6　反式肩关节置换术中肩胛切迹骨缺损 Sirveaux 分型[120]

　　根据 X 线片可以观察到关节盂假体下方肩胛骨切迹的骨缺损，根据该处骨缺损大小进行分型（图 71）。局限于假体的缺损为 **1 级**。当缺损累及下螺钉时为 **2 级**，当缺损超过下螺钉时为 **3 级**，当缺损延伸到底板下方时为 **4 级**。

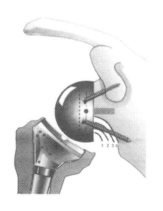

图 71　反式肩关节置换术患者肩胛骨切迹骨缺损的分型[120]

18.7　关节盂假体移除后关节盂骨缺损 Antuna 分型[3]

术中根据位置和严重程度对关节盂骨缺损进行分类（图72）。根据位置，缺损可分为中央型、周围型（前部或后部）或合并型（中央和周围）。根据严重程度，缺损只涉及关节盂边缘或表面的 1/3 以下的为轻度，涉及 1/3 ～ 2/3 的为中度，涉及 2/3 以上的为重度。

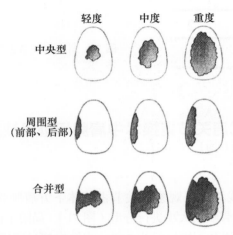

图 72　关节盂假体移除后关节盂骨缺损的分类。轻度和中度缺损通常都适合假体再植入，无论有无关节盂植骨。严重的中央型或合并型缺损通常会妨碍新假体的植入

18.8　全肩关节置换术后异位骨化 Kjaersgaard–Andersen 分型

根据关节盂外侧缘与肱骨干内侧缘和（或）肩峰下缘之间空间的填充情况对异位骨进行分级：

- **0 级**：无骨化。
- **I 级**：骨化占空间宽度的不到 50%（图 73a）。

- **Ⅱ级**：骨化占空间宽度的 50% 以上，但没有形成 X 线显影的桥接（图 73b）。
- **Ⅲ级**：骨化形成 X 线显影的桥接（图 73c）。

最后，异位骨化的位置可记录为肱骨组件头部的近端或远端。

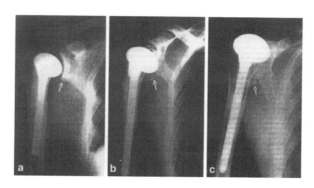

图 73　全肩关节置换术后异位骨化分型[71]。**a.** 盂肱间隙中的Ⅰ级异位骨化（箭头）。**b.** 盂肱间隙中的Ⅱ级异位骨化（箭头）。这种骨化可能存在于关节囊中。**c.** 桥接盂肱间隙的Ⅲ级异位骨化（箭头）

（沈骅睿　张涛　译　程序　校）

19 评分

19.1 Constant–Murley 评分 [23] *

Constant-Murley 肩关节功能评估方法采用的是百分制的评分系统，在整个临床背景下，通过一系列个人主观和客观的指标来进行相应的评估（表9）。

作者认为评估肩关节功能的最佳方法是采用百分制评分系统，结合相应数值来评价个体指标。根据肩关节的功能相关性采用相应的指标。第一个主观指标评估的是患者日常生活中肩关节经受的最大程度疼痛（表10），其分值为0～15分，患者无疼痛得分为15分，而剧烈疼痛得分为0分。

而另一些主观评估指标则包括对患者个人进行工作、娱乐、睡眠相关的日常活动能力的评估（表11）。根据手臂相对于躯干的位置来评估患者进行日常活动的能力。对日常活动的评定满分为20分，如表11所示。其中的10分是患者在考虑其自身进行正常工作和娱乐的能力，以及睡眠质量好坏的情况下，通过主观回答来进行评分的，工作的评定占4分，工作以外娱乐的评定占4分，不受干扰睡眠的评定占2分。患者会被问到，在工作和娱

表9　个体指标的评分

参数	评分
疼痛	15
日常活动能力	20
活动度	40
肌力	25
总分	100

表 10 日常活动的疼痛评分

疼痛感受	评分
无痛	15
轻度疼痛	10
中度疼痛	5
重度疼痛	0

表 11 日常活动能力评分

活动情况	评分
活动水平	
全职工作	4
正常娱乐 / 正常体育	4
不受干扰的睡眠	2
手的位置	
手能抬到腰部	2
手能抬到剑突	4
手能抬到颈部	6
手能抬到头部	8
手能超过头部	10
总分	20[a]

[a] 每名患者手的位置只能在五种位置中选择其一。一般人在该部分所能获得的最高分数为 20 分

乐生活中，因为肩关节问题而必须取消的部分所占百分比是多少。患者的睡眠不受肩痛的影响得 2 分，睡眠受到严重影响得 0 分，在给予较低的评分之前，必须确定该睡眠障碍不是其他问题带来的，而是肩关节问题所致。

　　另外的 10 分用来评估患者完成日常生活中从腰部以下到头部以上不同水平任务的能力。这不是对单纯运动的评估，而是对患者的手在上述水平完成任务能力的评估。因此，这样的能力包括了肩关节的前屈和轻度旋转，以及肩关节处于特定姿势下进行活动的能力。肩关节放松的情况下，患者的手仅能进行高度在腰部以下的活动，而其他更多功能受限，这样的活动仅得 2 分。表

11 给出了高于该高度活动的对应分数，即随着手能抬到腰部以上的高度增加，评分亦相应增加。

表 12 是在患者肩关节无痛的情况下，对前屈和外展方向的活动度客观进行的评估，表 13 和表 14 是对患者肩关节内旋和外旋的复合功能进行评估。最后还包括对肩关节外展 90° 时肌力的测定（如果患者无法外展至该高度，则可在低于 90° 外展的情况下进行测定）。通过使用 Moseley[89] 描述的方法来进行肌力的测定，使用张力计在肩关节外展 90° 时测定肩关节的等长肌力。作者的方法是使用弹簧秤测定肩关节外展 90° 时的肌力（以磅为单位）。在外展活动范围小于 90° 的患者中，用弹簧秤的方法可测定患者的肩关节在外展到最大程度时的肌力大小。尽管这种估算肩关节肌力的方法并不像使用 Cybex Ⅱ 获得的那样精确，但与上述更复杂的方法相比，它能合理地反映肩关节的肌力。Wallace 等的图示结果中[135]，在肩关节 90° 外展时所测得的等速

表 12　前屈和外展角度评分

角度（°）	得分
0～30	0
31～60	2
61～90	4
91～120	6
121～150	8
151～180	10

表 13　外旋评分

位置	得分
手放于头后，肘可向前	2
手放于头后，肘可向后	2
手放于头顶，肘可向前	2
手放于头顶，肘可向后	2
手可完全举过头顶	2
总分	10

表 14　内旋评分

位置	得分
手背可到大腿	0
手背可到臀部	2
手背可到骶髂关节	4
手背可到腰（第三腰椎）	6
手背可到第十二胸椎	8
手背可到肩胛区	10

肌力似乎与本文所述方法测得的结果类似。

25 岁男性的肩关节在正常情况下可以轻松地抗阻 25 磅的重量。正常肌力的得分是 25 分，而肌力越小，得分就越低。测试所用的弹簧秤带有手柄，以方便患者使用，特别能方便那些存在手部类风湿畸形的患者操作。通过这种方法测得的正常肩关节肌力会随着被测试者年龄的增长而逐渐降低。

作者采用的完备的肩关节功能评估如表 15 所示。

表 15　肩关节功能评估

疼痛	得分	
	右	左
日常活动	15	15
工作	4	4
娱乐	4	4
睡眠	2	2
部位	10	10
范围		
外展	10	10
前屈	10	10
内旋	10	10
外旋	10	10
力量	25	25
总分	100	100

19.1.1 Gerber 等提出的与年龄和性别相关的 Constant 评分[141]

Yian 等[141] 在大样本的人口数据（ $n = 1620$ ）中，使用 Isobex 策略报告了标准年龄性别的 Constant 评分及其强度值（表 16）。

使用 Constant 的原始正常值来计算相关 Constant 评分，可能会高估 40 岁以上女性和 60 岁以上男性的肩关节功能。

该量表需要建立不同的群体标准，以及采用绝对 Constant 评分与相对 Constant 评分，以便将来与其他群体进行比较。

表 16 与年龄及性别相关的 Constant 评分[141]

年龄（岁）	Constant 评分	
	男	女
21～30	94	86
31～40	94	86
41～50	93	85
51～60	91	83
61～70	90	82
71～80	86	81

19.1.2 Katolik 等提出的与年龄和性别相关的 Constant 评分[67]

采用无肩关节症状的都市人口样本的正常数据（ $n = 441$ ，表 17），对其进行年龄和性别匹配的 Constant 评分，为本研究的报道和数据比对奠定了良好的基础，促进了调查人员之间的沟通，同时也允许和鼓励多个成员间的研究。

19.1.3 Boehm 提出的 Constant 评分估值[12]

与年龄和性别相关的 Constant 评分估值如表 18 所示。

表 17 与年龄和性别相关的 Constant 评分 [67]

年龄（岁）	Constant 评分	
	男	女
18 ～ 29	95	88
30 ～ 39	95	87
40 ～ 49	96	86
50 ～ 59	94	84
60 ～ 69	92	83
≥ 70	88	81

表 18 与年龄和性别相关的 Constant 评分估值

评估	Constant 评分（%）
优秀	91 ～ 100
良好	81 ～ 90
满意	71 ～ 80
适度	61 ～ 70
较差	＜ 60

19.2 Boehm 提出的患者自评肩关节功能 Constant-Murley 评分问卷 [13] *

设立该问卷的目的在于编制一个相当于 Constant 评分的德国肩关节功能自评问卷表（图 74）。为了评估其重测信度，在进行肩关节手术前的 1 周内对 47 例患者进行了两次 Constant 评分问卷调查。在患者进行第二次自评后，改为由医生进行评定。住院部的 Constant 评分问卷的中项选择度为 0.47，中项难度为 0.40，重测信度为 0.675（P ＝ 0.000），问卷的内部一致度为 0.80，医师的内部一致度为 0.85。该问卷的结构、内容以及判别效度都得到了证明。同时我们还发现，基于患者的问卷调查与医生进行评估的 Constant 评分有高度相关性（P = 0.82）。统计分析表明，

（患者数据）

代码：	基准：

请用叉号标记：

受影响的肩关节（经过治疗的肩关节）：　□　右侧　　　　□　左侧

优势手：右手　□　　　　左手　□

Ⅰ.疼痛

请用叉号在相应位置标出您两侧肩关节上周的平均疼痛程度：

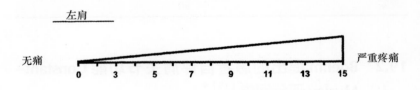

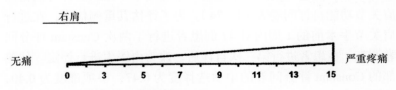

Constant 患者评分-维尔茨堡大学 – Orthopädische Klinik König-Ludwig-Haus

图 74　Boehm 提出的患者自评肩关节功能 Constant-Murley 评分问卷[13]

Ⅱ.职业：如果您感到疼痛或在职业活动中手臂活动受到限制，请分别在两侧肩关节相应情况处划一个叉 （如果您没有工作，请注明主要的日常活动）。

	右肩	左肩
a. 无限制	☐	☐
b. 减少不到一半	☐	☐
c. 减少到一半	☐	☐
d. 减少一半以上	☐	☐
e. 完全受限	☐	☐

Ⅲ.休闲活动：在休闲活动（业余爱好、运动、园艺等）中如果您感到疼痛或受限，请分别在两侧肩关节相应情况处划一个叉。

	右肩	左肩
a. 无限制	☐	☐
b. 减少不到一半	☐	☐
c. 减少到一半	☐	☐
d. 减少一半以上	☐	☐
e. 完全受限	☐	☐

Ⅳ.活动高度：您的手可以在什么高度进行无疼痛或无限制的活动，请在相应情况处划一个叉。相应活动（如晾衣服）最高可以达到……

	右肩	左肩
a. 皮带高度	☐	☐
b. 胸部高度	☐	☐
c. 颈部高度	☐	☐
d. 到达头顶	☐	☐
e. 超过头顶	☐	☐

Ⅴ.睡眠：如果您的睡眠受到肩关节疼痛的影响，请予以标记。

	右肩	左肩
a. 未受打扰	☐	☐
b. 偶尔被肩痛唤醒	☐	☐
c. 不断被肩痛唤醒	☐	☐

> 如果您可以轻松进行相应活动，请分别在每张图片上以及两侧肩关节上相应位置都进行标记

图 74 （续）

Constant 评分问卷是一种可靠且有效的评估 Constant 分数的工具，因此可作为后续的研究工具来使用。

VI. 手臂无疼痛的前屈抬高

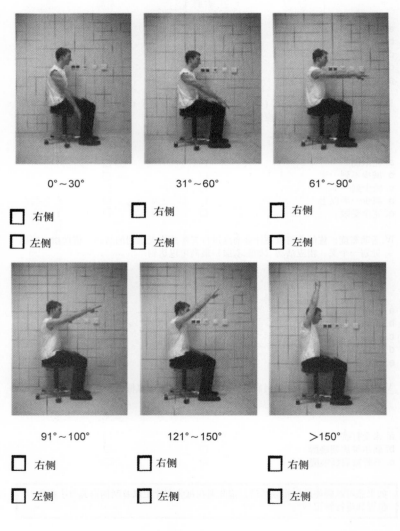

0°～30°

☐ 右侧

☐ 左侧

31°～60°

☐ 右侧

☐ 左侧

61°～90°

☐ 右侧

☐ 左侧

91°～100°

☐ 右侧

☐ 左侧

121°～150°

☐ 右侧

☐ 左侧

>150°

☐ 右侧

☐ 左侧

图 74 （续）

Ⅶ.手臂无疼痛的外展抬高

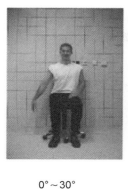

0°~30°

☐ 右侧

☐ 左侧

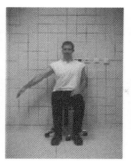

31°~60°

☐ 右侧

☐ 左侧

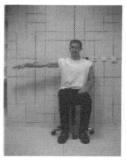

61°~90°

☐ 右侧

☐ 左侧

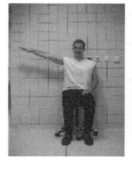

91°~100°

☐ 右侧

☐ 左侧

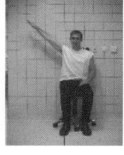

121°~150°

☐ 右侧

☐ 左侧

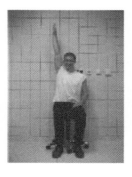

>150°

☐ 右侧

☐ 左侧

图 74 （续）

Ⅷ.身体后方无疼痛的内旋

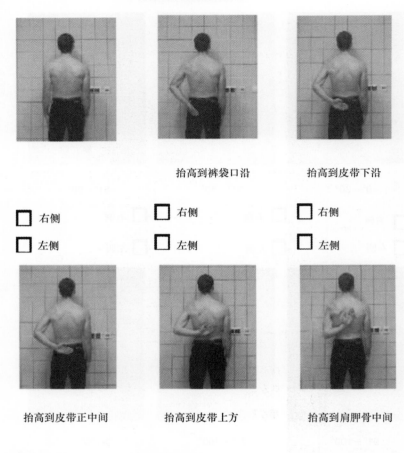

抬高到裤袋口沿

□ 右侧
□ 左侧

抬高到皮带下沿

□ 右侧
□ 左侧

□ 右侧
□ 左侧

抬高到皮带正中间

□ 右侧
□ 左侧

抬高到皮带上方

□ 右侧
□ 左侧

抬高到肩胛骨中间

□ 右侧
□ 左侧

图 74 （续）

Ⅸ.无疼痛的外旋

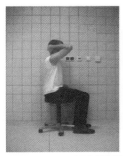

□ 右侧
□ 左侧

手放在颈部，
手肘向前举

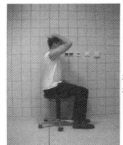

□ 右侧
□ 左侧

手放在头顶，
手肘向前举

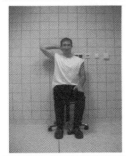

□ 右侧
□ 左侧

手放在颈部，
手肘向后展

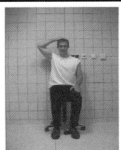

□ 右侧
□ 左侧

手放在头顶，
手肘向后展

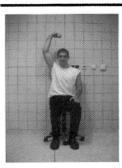

□ 右侧
□ 左侧

手举过头顶

不能进行无痛的运动

□ 右侧
□ 左侧

图 74 （续）

Ⅹ.**力量测试**：将不同数量的1L容量大小的利乐包装盒饮品装入一个纸袋中，并按照如下图的姿势位置保持5s。请说明您能承受多少千克的重量。

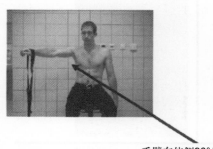 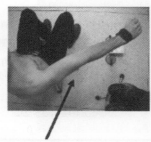

手臂在体侧90°外展，略位于身体前方

右：
重量：_____kg
备注：

左：
重量：_____kg

谢谢！

图 74 （续）

使用一个评分为 0 到 15 分的视觉模拟量表对患者主观感受到的疼痛进行记录，无痛的评分为 15 分，存在严重疼痛的评分为 0 分。

日常活动及肩关节活动度的评估与 Constant-Murely 评分是类似的。作者从患者的自我评估到由测试者进行的力学测试，对患者的相关能力进行了分析，以计算相关转换因子。在问卷调查中，要求患者把装满利乐包装盒饮品的纸袋悬挂在手腕上，并外展肩关节于 90° 位保持 5 s，能达到此程度者得 25 分。因此，通过对患者肩关节力量进行的交叉分析，确定了使用弹簧秤测得的力量与使用利乐包装盒方法进行的自我评估之间的关系。相关评估的转换因子为 2.20。力量测量得分情况见表 19。

表 19　用利乐包装盒测量力量时的得分表

利乐包装盒的数量	得分	利乐包装盒的数量	得分
0	0	7	15
1	2	8	18
2	4	9	20
3	7	10	22
4	9	11	24
5	11	12	25
6	13	> 12	25

19.3　加州大学洛杉矶分校（UCLA）肩关节评分 [2]

有时，对疼痛、功能和活动度的分析并不完全符合所示的数值标准，而间隔数则为"介于两者间"的情况提供了可选择性。

总体来说，作者认为得分 > 8 分表示疼痛、功能和活动度极好，> 6 分表示良好，> 4 分表示一般，< 3 分则表示差（表 20）。

表 20　加州大学洛杉矶分校（UCLA）肩关节评分

参数	得分	结果
疼痛	1	持续的，难以忍受的；频繁需要强力药物治疗
	2	持续的，难以忍受的；偶尔需要强力药物治疗
	4	在休息时没有疼痛或很少疼痛，伴随着轻微的活动而发生，常需水杨酸药物治疗
	5	只在从事繁重或特殊活动时发生，偶尔需水杨酸药物治疗
	8	偶尔并且轻微
	10	无痛
功能	1	不能使用手臂
	2	仅能进行轻微活动
	4	轻松的家务活或大多数日常活动
	5	大部分家务，洗头，穿胸罩，购物，开车
	8	只是轻微受限，能够从事肩关节水平高度以上的工作
	10	正常活动
肌力和活动度	1	强直伴畸形
	2	强直但处于良好的功能位
	4	肌力为差至中等；上举 < 60°，内旋 < 45°
	5	肌力为一般至良好；上举 90°，内旋 90°
	8	肌力为良好或正常；上举 140°，外旋 20°
	10	正常肌力，接近正常的活动度

19.4　DASH（臂肩手功能障碍）问卷调查[60]©*

　　美国骨科医师学会（American Academy of Orthopedic Surgenons，AAOS）、肌肉骨骼专科学会理事会（Council of Musculoskeletal Specialty Societies，COMSS）和工作与健康研究所（多伦多，安

大略省）进行联合倡议，编制了一份以症状和功能为内容，且重点关注功能的简短自评式问卷调查表，该表可供临床医生在日常实践中作为研究工具使用。

该方法与先前描述的量表编制策略一致。在第一阶段，先建立问卷项目，一组方法学家和临床医学专家回顾了目前使用的 13 个结果评估表，并由此得到了 821 个项目清单。在 2a 阶段，即初始项目缩减阶段，采用各种策略将 821 个项目缩减为 78 个项目，包括删除泛化的、重复的项目，以及一些不能反映功能障碍的项目，还有一些与上肢症状和功能状态相应情况无关的项目。同时，没有得到内容专家在调查中高度认可的项目也被排除在外。在 2b 阶段，对患者进行了 78 个项目的问卷调查，基于这些问卷调查的结果，对量表进行进一步的项目缩减。这项测试正在美国、加拿大和澳大利亚的 20 个中心进行，这项测试将确定臂肩手功能障碍（DASH）问卷的最终格式和内容。

DASH 疗效评估问卷（图 75）是一份包含 30 个项目的自评问卷，该问卷旨在评估上肢肌肉骨骼疾病患者的身体功能和症状。该工具的优势在于能给临床医生和研究人员提供一个独立且可靠的工具，从而评估患者上肢的任何一个或所有关节的情况。

还可以使用一种名为快速 DASH（QuickDASH）（图 76）的更简短的版本，两种版本都有效、可靠且操作方便，适用于临床或研究工作。

然而，由于完备的 DASH 疗效评估的精确度更高，所以，如临床医生希望监测患者的手臂疼痛和功能，最好选择完备的 DASH 疗效评估。

19.4.1 DASH 问卷

介绍

该问卷是对您的相关症状以及进行某些活动能力的评估。请根据你最近一周的情况来回答所有问题，圈出合适的数字。如果上周你没有机会参与活动，请尽量估计哪个回答是最准确的。用哪只手或手臂来做这些活动并不重要，不要担心你在本次测试中的表现，请基于你的能力回答。

臂肩手功能障碍

请在下方相应的情况处圈出数字，以评估你上周进行下列活动时的能力

	没有困难	轻微困难	中度困难	重度困难	不能完成
1. 打开一个密封的或新的罐子	1	2	3	4	5
2. 写作	1	2	3	4	5
3. 转动钥匙	1	2	3	4	5
4. 准备一顿饭	1	2	3	4	5
5. 推开一扇沉重的门	1	2	3	4	5
6. 把一件东西放在你头顶上方的架子上	1	2	3	4	5
7. 做繁重的家务(如洗墙、洗地板)	1	2	3	4	5
8. 做园艺或院子里的活	1	2	3	4	5
9. 整理床铺	1	2	3	4	5
10. 携带一个购物袋或公文包	1	2	3	4	5
11. 携带重物(10磅以上)	1	2	3	4	5
12. 换一个头顶上的灯泡	1	2	3	4	5
13. 洗头或吹干头发	1	2	3	4	5
14. 洗自己的后背	1	2	3	4	5
15. 穿上一件套头毛衣	1	2	3	4	5
16. 用刀切食物	1	2	3	4	5
17. 不需要费力的娱乐活动(例如打牌、针织)	1	2	3	4	5
18. 通过臂肩手施加一些力量或冲击力的娱乐活动(例如高尔夫、锤击、网球)	1	2	3	4	5
19. 可自由活动手臂的娱乐活动(例如玩飞盘、羽毛球)	1	2	3	4	5
20. 应对交通需求(从一个地方到另一个地方)	1	2	3	4	5
21. 性活动	1	2	3	4	5

图 75　DASH 问卷

臂肩手功能障碍

	没有影响	轻度影响	中度影响	重度影响	极度影响
22. 过去一周里，臂肩手的问题在多大程度上影响你与家人、朋友、邻居或团体的社交活动?	1	2	3	4	5

	不受限制	轻度受限	中度受限	重度受限	不能完成
23. 过去一周里，是否因臂肩手的问题而限制了你的工作或其他日常活动?	1	2	3	4	5

请对上周出现的下列症状的严重程度进行评分

	无	轻度	中度	重度	极重
24. 臂肩手的疼痛	1	2	3	4	5
25. 当你进行特定活动时臂肩手的疼痛	1	2	3	4	5
26. 臂肩手有刺痛感	1	2	3	4	5
27. 臂肩手感觉无力	1	2	3	4	5
28. 臂肩手感觉僵硬	1	2	3	4	5

	没有困难	轻度困难	中度困难	重度困难	无法入睡
29. 过去一周里，是否由于臂肩手的疼痛而导致睡眠困难?	1	2	3	4	5

	非常不同意	不同意	既不同意也不反对	同意	非常同意
30. 因为臂肩手的问题而感到自己能力变差、信心变差、没那么有用?	1	2	3	4	5

DASH功能障碍/症状评分 $= \dfrac{[(n\text{个评分之和})-1]\times 25}{n}$，其中 n 等于已完成的回答项。

若缺失回答项多于3个，则无法计算DASH评分

图 75 （续）

臂肩手功能障碍

工作单元(可选):

以下问题是关于臂肩手的问题对你工作能力的影响(包括家政，如果那是你的主要工作)。

请注明你的工作是什么: _____
□ 我不工作(你可以跳过这部分)

请圈出最能描述你过去一周身体状况对应的数字。是否有困难:

	没有困难	轻度困难	中度困难	重度困难	不能完成
1. 在工作中使用你常用的技巧?	1	2	3	4	5
2. 因为臂肩手的疼痛，还能做平时的工作吗?	1	2	3	4	5
3. 像你希望的那样做好你的工作?	1	2	3	4	5
4. 用你平常的时间量做你的工作?	1	2	3	4	5

体育/演艺单元(可选):

以下问题是关于臂肩手的问题对你演奏乐器或运动的影响。
如果你从事一项以上的运动或乐器演奏(或两项都从事)，请回答对你来说最重要的活动。

请注明对你最重要的运动或乐器演奏: _____
□ 我不从事任何运动或乐器演奏。(你可以跳过这部分)

请圈出最能描述你过去一周身体状况对应的数字。你有困难吗?

	没有困难	轻度困难	中度困难	重度困难	不能完成
1. 用你常用的技巧演奏乐器或运动?	1	2	3	4	5
2. 因为臂肩手的疼痛，演奏乐器或者运动?	1	2	3	4	5
3. 如你所愿地演奏乐器或者进行运动?	1	2	3	4	5
4. 用你平常的时间量练习或演奏乐器或者进行运动?	1	2	3	4	5

对可选单元进行评分:将每个回答的分值相加，除以4(项目数)，减去1，乘以25。
如果存在有任何遗漏的项目，可选单元的分数将不被计算在内

图 75 (续)

快速DASH问卷

请在适当的选项下面圈出相应数字，以评估你上周做下列活动的能力。
进行你喜欢的乐器演奏或者运动？

	没有困难	轻度困难	中度困难	重度困难	不能完成
1. 打开一个密封的或新的罐子	1	2	3	4	5
2. 做繁重的家务(如洗墙、洗地板)	1	2	3	4	5
3. 带一个购物袋或公文包	1	2	3	4	5
4. 清洗自己的后背	1	2	3	4	5
5. 用刀切食物	1	2	3	4	5
6. 通过臂肩手施加一些力量或冲击力的娱乐活动(例如高尔夫、锤击、网球)	1	2	3	4	5

	根本不	有一点	中等	相当多	极度
7. 在过去的一周里，臂肩手的问题在多大程度上影响了你与家人、朋友、邻居或团体的正常社交活动？	1	2	3	4	5

	不受限制	轻度受限	中度受限	重度受限	不能完成
8. 在过去的一周里，是否因为臂肩手的问题限制了你的工作或其他日常活动？	1	2	3	4	5

请对上周下列症状的严重程度进行评级。
(圈出相应数字)

	无	轻度	中度	重度	极重
9. 臂肩手的疼痛	1	2	3	4	5
10. 臂肩手有刺痛感	1	2	3	4	5

	没有困难	轻度困难	中度困难	重度困难	无法入睡
11. 在过去的一周里，是否由于臂肩手的疼痛而导致睡眠困难？(圈出相应数字)	1	2	3	4	5

快速DASH功能障碍/症状评分$= \frac{[(n个评分之和)-1] \times 25}{n}$，其中$n$为完成回答的数量。

若缺失回答项多于1个，则无法计算快速DASH评分

图 76 快速 DASH 问卷

快速DASH问卷

工作单元(可选):

以下问题是关于臂肩手的问题对你工作能力的影响(包括家政,如果那是你的主要工作)。

请注明你的工作是什么: —————————
☐ 我不工作(你可以跳过这部分)

请圈出最能描述你过去一周身体状况对应的数字。是否有困难:

	没有困难	轻度困难	中度困难	重度困难	不能完成
1. 在工作中使用你常用的技巧?	1	2	3	4	5
2. 因为臂肩手的疼痛,还能做平时的工作吗?	1	2	3	4	5
3. 像你希望的那样做好你的工作?	1	2	3	4	5
4. 用你平常的时间量做你的工作?	1	2	3	4	5

体育/演艺单元(可选):

以下问题是关于臂肩手的问题对你演奏乐器或运动的影响。
如果你从事一项以上的运动或乐器演奏(或两项都从事),请回答对你来说最重要的活动。

请注明对你最重要的运动或乐器演奏: —————————
☐ 我不从事任何运动或乐器演奏。(你可以跳过这部分)

请圈出最能描述你过去一周身体状况对应的数字。你有困难吗?

	没有困难	轻度困难	中度困难	重度困难	不能完成
1. 用你常用的技巧演奏乐器或运动?	1	2	3	4	5
2. 因为臂肩手的疼痛,演奏乐器或者运动?	1	2	3	4	5
3. 如你所愿地演奏乐器或者进行运动?	1	2	3	4	5
4. 用你平常的时间量练习或演奏乐器或者进行运动?	1	2	3	4	5

对可选单元进行评分:将每个回答的分值相加,除以4(项目数),减去1,乘以25。
如果存在有任何遗漏的项目,可选单元的分数将不被计算在内

© IWH & AAOS & COMSS 2003

图 76 （续）

19.4.2 快速 DASH 问卷

介绍

该问卷是对您的相关症状以及进行某些活动能力的评估。请根据你最近一周的情况来回答所有问题，圈出合适的数字。如果上周你没有机会参与活动，请尽量估计哪个回答是最准确的。用哪只手或手臂来做这些活动并不重要，不要担心你在本次测试中的表现，请基于你的能力回答。

19.4.3 DASH 评分

在 2002 年的春天，作者为 DASH 疗效评估引入了一种改良的评分方法。这种新方法在代数的方法上类似于原先的方法，但在处理丢失的数据时，它则更为简单、高效，没那么复杂。

基于这些原因，作者建议采用这种改良的方法，但使用哪种方法并不重要，因为最终会得到相同的分数。DASH 的计分方式分为两个部分：即关于功能障碍 / 症状的部分（30 个问题，1 ～ 5 分）及作为可选项的高要求运动 / 音乐或工作的部分（4 个问题，1 ～ 5 分）。

功能障碍 / 症状评分

如果要计算分数，至少需要完成 30 个小题中的 27 道，将所有完成的项目的对应分值求和并取平均值，得出总分为 5 分的分数。然后，通过减去 1 并乘以 25，将该值转换为总分为 100 分的分数。进行这种转换是为了使分数更容易与其他以 0 ～ 100 分为尺度的度量进行比较。分数越高表示功能障碍越大，其中 n 等于完成的项目数。

$$DASH 功能障碍 / 症状评分 = \frac{[(n个评分之和) - 1] \times 25}{n}。$$

可选单元（运动 / 音乐或工作）

每个可选单元由 4 个可选项组成，但是由于问题性质的原因，单个测试者可能选择采用这些选项，也可能选择不采用。可选单元的目的是确定专业运动员 / 表演艺术家或其他工作群体可能经历的具体困难，但这些经历可能不会影响他们的日常生活，因此在 DASH 的 30 个项目中可能得到的是"未被发现"的结果。

按照上述相同的步骤来计算可选的四项的相应分数。只需将每个得到的分值相加并除以 4（项目数）即可；减去 1 并乘以 25，得到 100 分。

缺失项

如果答卷人留空了超过 10% 的选项（即超过 3 个小题），将无法计算 DASH 功能障碍 / 症状分数。按照相同的规则（即留空的项目不超过 10%），在高要求体育 / 表演艺术或工作的单元中，是不允许有任何项目缺失的，因为该单元由 4 个项目组成。这种缺失数据的"评分规则"既适用于初始的评分方法，也适用于改进了的评分方法。

19.5 ASES（美国肩肘外科医师）评分 [111]

美国肩肘外科医师（American Shoulder and Elbow Surgeons，ASES）已采用标准化的肩关节评估表格来进行相关评估，该表格有患者自评部分和医师评估部分。无论诊断结果如何，ASES 标准化肩关节评分表都能作为适用于所有患者肩关节功能的基准评估工具。

人口统计信息

记录患者的姓名、年龄、优势手、性别、诊断和病程（图 77a）。如果患者已经进行了手术，那么表格的空白处可用来记录评估日期和手术日期。也有相应的注释表示患者是否为第一次就诊，如果不是第一次就诊，那么也会记录相应的随访时长。

预计有许多临床医生希望能够根据某一种格式来"定制"该表格的这一部分，这一格式是按照临床医生的需要和其所属机构的患者人口统计学信息来制定的。

患者自评

患者自评分为三个部分：

疼痛。第一个部分是关于疼痛的部分（图 77b）。要求患者确定他们是否有肩关节疼痛，并在疼痛图表上记录他们的疼痛部位。同时询问患者晚上是否有疼痛以及是否服用镇痛药物。

肩关节评估表 美国肩肘外科医师				
姓名：			日期：	
年龄：	优势手：左 右 双手		性别： 男 女	
诊断：			初步评估：是/否	
手术/日期：			随访时间：月 年	

a

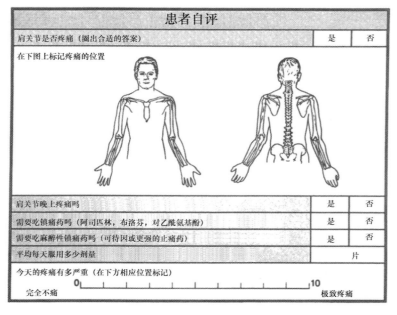

b

图 77 ASES 评分。**a**. 人口统计学信息。**b**. 患者自评：疼痛问卷

另一个部分的问题是关于非麻醉性镇痛药的使用。要求患者记录每天所使用的药量。疼痛的严重程度以长度为 10 cm 的视觉模拟量表来进行分级，范围从 0 级（完全不痛）到 10 级（极致疼痛）。

肩关节不稳。要求患者确定自己是否曾经有过肩关节不稳的症状（图 77c）。根据视觉模拟量表定量评估患者不稳的感觉。患者感觉肩关节越不稳定，则得分越高。

日常活动：表中使用了四级分类的方法来评估在日常生活中肩关节的 10 个动作（图 77d）。如果患者完全不能做到这一动作，那么得分为 0 分，如果觉得完成这个动作很难，得分为 1 分，如果完成这个动作较为困难，得分为 2 分，如果完全可以，得分为 3 分，双侧肩关节需要分别进行评估。

你会觉得自己的肩关节不稳吗（好像不受控制一样）？	是	否
你觉得自己的肩关节有多大程度的不稳（在下表相应位置标记）？		
0 |———————————————| 10		
十分稳定		十分不稳定

图 77 c. 患者自评：肩关节不稳问卷

尝试以下活动并圈出表示你能力的对应数字： 0=不能做　1=很难做到　2=有点难　3=完全没有难度		
活动	右手	左手
1. 穿衣	0 1 2 3	0 1 2 3
2. 侧向患肢侧睡觉	0 1 2 3	0 1 2 3
3. 清洗对侧肢体/穿内衣	0 1 2 3	0 1 2 3
4. 上厕所	0 1 2 3	0 1 2 3
5. 梳头	0 1 2 3	0 1 2 3
6. 摸到高架子的上面	0 1 2 3	0 1 2 3
7. 举起10磅的物体超过肩关节高度	0 1 2 3	0 1 2 3
8. 将球扔过头顶	0 1 2 3	0 1 2 3
9. 做日常的工作（列举）：	0 1 2 3	0 1 2 3
10. 做日常的运动（列举）：	0 1 2 3	0 1 2 3

图 77 d. 患者自评：日常生活问卷

问卷中一共有 10 个问题, 所以得分最高为 30 分。这 10 个问题中的大部分都是关于肩关节在无痛情况下的活动度, 也需要患者在问卷中说明自己的正常工作及运动情况。每个单项活动的得分相加得到日常活动的总分。

医师评估

表格中的医师评估部分由以下部分组成:

活动度。由于盂肱关节和肩胛胸壁关节的运动不一致, 应该对肩关节的总体活动度情况进行测量 (即盂肱关节和肩胛胸壁关节的联合运动) (图 77e)。首选用量角器进行测量, 需要分别记录双侧肩关节的主动、被动运动情况。从任意方向上能观察到的最大臂-躯干角度来测量肩关节的前屈活动度。分别在手臂舒适地放在体侧时以及将手臂外展到 90° 时测量肩关节的外旋活动度。通过测量拇指所能触及的脊柱解剖的最高节段来测量肩关节的内旋活动度, 通过测量肘前窝到对侧肩峰的距离来测量肩关节的内收活动度。

体征。无体征为 0 级, 轻度为 1 级, 中度为 2 级, 重度为 3 级 (图 77f)。评估的体征包括冈上肌或大结节压痛, 肩锁关节压痛, 肱二头肌腱压痛或断裂。如果其他部位存在肌腱压痛, 检查者应记录相应的部位。肩关节的撞击综合征在三种情况下进行评估:①轻度内旋时的被动前屈;②屈曲 90° 时的被动内旋;③主动外展 90° (典型的疼痛弧)。肩峰下的捻发音是否与瘢痕、萎

医师评估				
活动度 肩关节的总活动度 首选用量角器测量	**右**		**左**	
	主动	被动	主动	被动
前屈 (手臂前屈的最大角度)				
外旋 (手臂舒适地置于体侧)				
外旋 (手臂在外展 90°位时)				
内旋 (拇指能触到后背的最高解剖位置)				
交臂内收 (肘前窝到对侧肩峰)				

图 77 e. 医师评估:活动度

体征		
0=无体征； 1=轻度； 2=中度； 3=重度		
症状	右	左
冈上肌/大结节压痛	0 1 2 3	0 1 2 3
肩锁关节压痛	0 1 2 3	0 1 2 3
肱二头肌腱压痛（或断裂）	0 1 2 3	0 1 2 3
其他部位压痛（列举）	0 1 2 3	0 1 2 3
撞击综合征 I （轻度内旋时被动前屈）	是 否	是 否
撞击综合征 II （屈曲90°时被动内旋）	是 否	是 否
撞击综合征 III （主动外展90°——典型的疼痛弧）	是 否	是 否
肩峰	是 否	是 否
瘢痕（位置）	是 否	是 否
萎缩（位置）	是 否	是 否
畸形（描述）	是 否	是 否

图 77 **f**. 医师评估：体征

缩和畸形同时存在应予以记录。检查者应记录瘢痕、萎缩或畸形（如果存在）的确切位置。

肌力。根据医学研究理事会的等级来进行分级（图 77g）。检查者应记录患者的疼痛是否会影响评估。需要患者在肩关节前屈、外展或手臂在体侧无痛的情况下进行外旋运动及内旋运动时测量其肌力。

肩关节不稳。没有不稳的症状，评为 0 级；存在轻度不稳（移位 0 ～ 1 cm），评为 1 级；存在中度不稳（移位 1 ～ 2 cm 或移位至关节盂边缘），评为 2 级；存在重度不稳（移位大于 2 cm 或移位至关节盂边缘上方），评为 3 级（图 77h）。患者如果没有肩关节的前移、后移、下移和前方恐惧的情况，也都需要进行记录和评级。检查者应记录上述检查是否能重现患者的症状，以及患者是否存在肩关节的自发性不稳、复位试验阳性或全身性韧带松弛的症状。表格上应设置空位以记录患者其他的体格检查结果，检查者需在表格上签字。

肌力
（记录MRC分级）

0=无肌肉收缩　1=轻微收缩　2=不能抗重力的运动　3=能抗重力的运动
4=能做一定的抗阻运动　　5=正常肌力

	右		左	
因疼痛影响测试?	是　否		是　否	
前屈	0　1　2　3　4　5		0　1　2　3　4　5	
外展	0　1　2　3　4　5		0　1　2　3　4　5	
外旋（手臂舒适地置于体侧）	0　1　2　3　4　5		0　1　2　3　4　5	
内旋（手臂舒适地置于体侧）	0　1　2　3　4　5		0　1　2　3　4　5	

g

肩关节不稳

0=完全没有　1=轻度（0~1 cm移位）　　2=中度（1~2 cm移位或者移位至关节缘）
3=重度（>2 cm或者移位超过关节缘）

前移	0　1　2　3	0　1　2　3
后移	0　1　2　3	0　1　2　3
下移	0　1　2　3	0　1　2　3
前方恐惧	0　1　2　3	0　1　2　3
重现症状	是　否	是　否
自发性不稳	是　否	是　否
复位试验阳性	是　否	是　否
全身性韧带松弛	是　　　否	

其他查体情况：

检查者名字：

_____　　　_____ 日期

h

图 77　**g**.医师评估：肌力。**h**.医师评估：肩关节不稳

肩关节评分指数

采用从患者自评表中得到的信息，能计算出相应的肩关节评分。在同等权重下，计算患者的疼痛程度和累计 ADL 评分。

相应的肩关节评分可通过以下公式得出：

（10- 视觉模拟量表疼痛评分）×5 ＋（5/3）× 累计 ADL 评分。例如，视觉模拟量表疼痛评分为 6 分，累计评分为 22 分，则 肩 关 节 功 能 指 数 为：（10 － 6）×5 ＋ 5/3×22 ＝ 57（满 分 100 分）。

19.6 简明肩关节功能测试表[79]

简明肩关节功能测试表（Simple Shoulder Test，SST）是一种基于功能而设计的疗效评估工具，包括 12 个问题，这些问题来自 Neer 进行的评估、ASES 的评估以及在华盛顿大学临床实践中发现的患者肩关节最常见的问题。

这些问题以外的数百种肩关节功能本可以都包含在此测试内，但该测试的目的是缩减测试项目，使之符合人们的日常活动情况。这些问题只需要回答"是"或"否"，也就是患者觉得自己的肩关节是否有这一功能。

初次就诊时，患者可以在大约 3 分钟的时间内完成自己的 SST。测试唯一需要的设备是重量分别为 1 磅、8 磅和 20 磅的物体。所以对于工作忙碌的人来说，这样的一个评估工具是切实可行的，同时，该测试不需要医师进行回答，因此消除了一个重要的结果偏差来源。

医师的职责是在严格的情况下确定患者的诊断，并提供相应的治疗方案。而患者的随访评估则是在家中通过邮件或电话报告完成的。因为不需要患者返回医院进行重新评估，所以减少了患者"失访"的可能。

无法通过这样的评估来得出分数，因此也不能将其结果分级为差、良、优和有限类等类别。取而代之的是，我们可以简单地向患者解释其肩关节疾病所致的特定功能障碍，以及在经过特定的治疗后，能够获得的相应功能的改善，从而改善患者的知情同意情况。例如，患者可以了解到医生 C 对诊断为 D 的患者进行了 P 手术后，90% 的患者可以恢复睡觉时侧卧的能力，以及 30% 的患者可以举起重量为 8 磅的物体。

简明肩关节功能测试工具

本文提供了 SST 评估工具的使用说明。该工具可以帮您分析患者的功能疗效，并可以在不使用计算机的情况下对之后来就诊的患者进行讲解。在收集数据之前，应当对您希望研究的每个诊断和治疗组制定严格的纳入标准。

图 78a 是每隔一段时间需要向患者提供的 SST 问卷。问卷的顶端包含了重要的人口统计学信息，以便于后续进行评估。问卷中问题 12 是与患者的职业相关的，即患者是否有全职工作的能力。问题 9 和 10 与投掷能力有关，如果需要，可以将优势侧手与这两个问题联系起来。接下来是 12 个关于功能的问题。需要提醒患者在回答每个问题时，只可给出"是"或"否"的答案。问卷的底部是 SST 的分类（仅用于诊室）。

医师的主要工作是为患者提供相应诊断和专业的治疗。问卷中，对作者定义的八种常见肩关节诊断进行了缩写，如果需要，SST 可用于任何诊断组。

SST 应作为患者初诊时、手术前或特殊时期的随访评估工具。如果患者采用了非手术治疗，则从初诊时进行 SST 的日期开始计算其随访间隔；如果患者进行了手术治疗，则从手术当日开始计算随访间隔。

图 78b 是 SST 表格的格式。对符合特定条件（如 SST = 1 年随访，诊断 = DJD，治疗 = 全肩关节置换术）的患者，全部 12 个问题的回答应记录在同一张表格上。

对问题做出肯定的回答可记作"1"，而否定的回答可记作"0"，这样就能在表格底部对结果进行统计求和。对于一个给定的问题，回答"是"的总人数除以患者总人数，即可得出该组

姓名：	姓　名			日期： / /	年龄：
地址：	街道	市	邮编	职业：	
电话：	家庭电话 ( ) -	单位电话 ( ) -	亲属电话 ( ) -		
优势手：	选择　其一 左/右/双手		肩关节评估：	选择　其一 左/右	

检查后用"是"或"否"回答下列问题

结果 (任选其一)
是　否

1. 当手臂放在体侧休息时肩关节是否舒适？ ☐ ☐ 1

2. 你会因为肩关节不适影响睡眠吗？ ☐ ☐ 2

3. 你能用手摸到你的后背吗？ ☐ ☐ 3

4. 你可以将手放在头后使肘关节摸到头吗？ ☐ ☐ 4

5. 你可以不屈肘将硬币放在与肩关节平齐的架子吗？ ☐ ☐ 5

6. 你可以在不屈肘时平举1磅重量吗？ ☐ ☐ 6

7. 你可以在不屈肘时平举8磅重量吗？ ☐ ☐ 7

8. 你能用受影响的一侧肢体负重20磅重量吗？ ☐ ☐ 8

9. 你认为你能用受影响的一侧肢体下投将垒球扔出10码吗？ ☐ ☐ 9

10. 你认为你能用受影响的一侧肢体上投将垒球扔出20码吗？ ☐ ☐ 10

11. 你能用受影响的一侧肢体洗对侧肩膀吗？ ☐ ☐ 11

12. 你的肩关节是否允许你完成全部的日常活动？ ☐ ☐ 12

仅用于诊室
诊断：DJD RA AVN IMP RCT FS TUBS AMBRII 其他：_____
平片确诊？_____ 患者编号_____ 医生：_____
SST:初诊/手术前/随访时间：6个月 1年 18个月 2年 3年 4年 5年 其他：
初诊SST日期：____/ /____ 处方_____ 手术日期：____/ /

a

图 78　简明肩关节功能测试表。a. 简明肩关节功能测试问卷

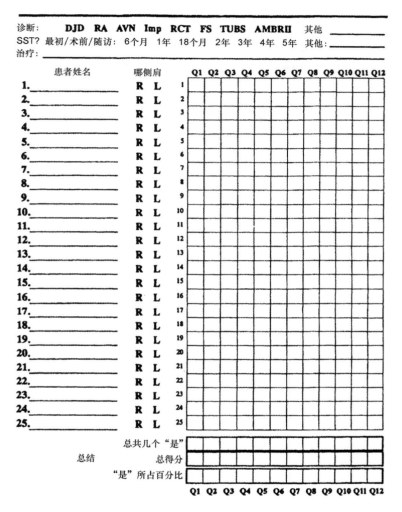

图 78　b. 简明肩关节功能测试表，用于诊断和治疗

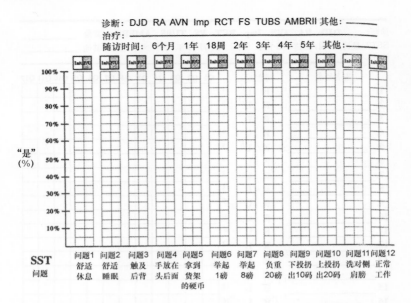

图 78　c.简明肩关节功能测试表，用于诊断和治疗的随访图表格

中存在该功能的患者百分比。第一次就诊以及每次随访期的 SST 表应当单独进行标示，以便比较每个时间段治疗的功能变化。

图 78c 是 SST 的图形模板，它可以通过图形的形式来比较患者功能的结果。以条形图的形式对两个 SST 表格的百分比结果（例如，初次就诊和关节置换术后 6 个月的患者功能）进行比较。这能在医生向患者描述功能结果的情况下提供一些可视化的帮助。

19.7　简明表格 36（SF–36）*

SF-36（图 79a，b）是一种多功能的简明健康问卷表，该表只有 36 个问题。其中包含了功能健康和幸福感得分、基于心理测试的身心健康概况以及基于偏好的健康效用指数等 8 个方面的内容。

与那些针对特定年龄、疾病或治疗人群的量表不同，该问卷是一种通用型量表。因此，SF-36 可用于普遍人群和特定人群的调查，以比较由疾病给患者带来的相对负担，以及比较多种不同治疗方法所带来的健康收益情况。

本章节总结了 SF-36 的编纂步骤，讲述了如何获得更简明（1 页，2 min）的 SF-12 调查表，以及该表在 SF-36 2.0 版中得到改进的地方（图 79c，d），描述了基于量表构建和评分基础的假设心理测量学研究，以及其作为国际生活质量评估（IQOLA）项目的一部分，是如何在 50 多个国家 / 地区进行翻译的，同时也对该表进行了可靠性和有效性的探讨。

SF-36 的相关文献

迄今为止，已有近 4000 种出版物记载了由 SF-36 量表所得到的相关经验。在 1988 年到 2000 年间发表的那些文献的相关引文被记录在涵盖 SF-36 和"SF"工具家族中的其他工具的文献目录中。

我们可以在三本 SF-36 用户手册的第一本中找到（Ware 等，1993）以下内容：SF-36 的历史和发展过程，其心理测评的相关信息，以及 SF-36 的可靠性和有效性研究及相关标准数据的完整信息。

在前两篇关于 SF-36 的同行评审文章中也对这些信息进行了总结（Ware 和 Sherbourne，1992 年；McHorney 等，1993 年）。第二本手册则记录了 SF-36 关于生理和心理方面测评的发展及验证过程，并提出了这些测评的相关规范（Ware 等，1994；Ware 等，2000）。

这些用户手册的内容已被更新，包括更多最新的相关规范以及其他相关发现，并记录了较前版有很大改进的 2.0 版（SF-36v2），下面将对以上内容进行讨论（Ware 等，2000；Ware 和 Kosinski，2001）。其中第四本手册首次出版于 1995 年（Ware 等，1995），最近对相关内容也进行了更新（Ware 等，2002）。

SF-36第1版（普通情况）

您的健康和幸福指数

这个调查会问问一些关于您健康的问题。这些信息可以帮助我们了解您的感受和日常活动，感谢您的配合！

下列问题，在最符合您答案的选项上打圈。

1. 您的总体健康水平为：

优秀	很好	好	一般	差
▶□	▶□	▶□	▶□	▶□

2. 与一年前相比，您现在健康状态如何？

比一年前好很多	比一年前有好转	和一年前差不多	比一年前变差	比一年前差很多
▶□	▶□	▶□	▶□	▶□

3. 以下是一些日常活动，现在您的健康情况限制这些活动吗？如果有，是多少？

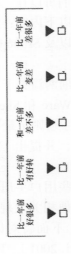

	限制很多	限制较少	没有限制
	▶	▶	▶
● 高强度活动，如跑步，举重和努力的运动	□	□	□
● 中等强度活动，如搬桌子、推吸尘器、打保龄球和玩高尔夫	□	□	□
● 举起或搬抬杂物	□	□	□
● 走几层楼梯	□	□	□
● 走一层楼梯	□	□	□
● 弯腰、下跪或俯身	□	□	□
● 行走超过1英里	□	□	□
● 走几个街道	□	□	□
● 走一个街道	□	□	□
● 自行沐浴穿衣	□	□	□

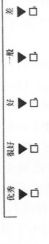

图79 a. SF-36 第1版（普通情况）

6. 在过去4周内，您的身体健康状况或情绪问题在多大程度上影响了您与家人、朋友、邻居或团体的正常社交活动？

无	轻度	中度	重度	极重度
☐	☐	☐	☐	☐

7. 在过去4周内，您身体上的疼痛程度如何？

无	很轻度	轻度	中度	重度	极重度
☐	☐	☐	☐	☐	☐

8. 在过去4周内，疼痛对您的正常工作（包括外出工作及家庭工作）有多大影响？

无	轻度	中度	重度	极重度
☐	☐	☐	☐	☐

图 79 a. 续

4. 在过去4周内，您是否由于身体健康问题在工作和生活中出现以下问题？

	是	否
• 工作和其他活动的时间减少	☐	☐
• 工作和其他活动比您预期完成的少	☐	☐
• 工作和其他活动受限	☐	☐
• 工作和其他活动表现困难（例如，更费力）	☐	☐

5. 在过去4周内，您是否因为一些情绪问题（如焦虑、抑郁）在工作和日常生活中出现以下问题？

	是	否
• 工作和其他活动的时间减少	☐	☐
• 工作和其他活动比您预期完成的少	☐	☐
• 工作和其他活动比往常粗心	☐	☐

9. 这些问题是过去4周内关于您的感受以及您的一些情况。对于每一个问题，请给出一个最接近您最近的感觉的答案。在过去4周内，有多长时间您处于这种情况……

	所有时候	大多数时候	很多时候	有时候	几乎没有	没有
您是否充满活力？	□	□	□	□	□	□
您是否经常紧张？	□	□	□	□	□	□
您是否觉得非常沮丧，没有什么让您高兴？	□	□	□	□	□	□
您是否觉得平静详和？	□	□	□	□	□	□
您是否觉得有精力？	□	□	□	□	□	□
您是否觉得心灰意冷和忧郁？	□	□	□	□	□	□
您是否觉得精疲力尽？	□	□	□	□	□	□
您是否是个快乐的人？	□	□	□	□	□	□
您是否觉得疲惫？	□	□	□	□	□	□

10. 在过去4周内，您的身体健康状况或情绪纷扰有多少时间干扰了您的社交活动（如拜访亲友）？

	所有时候	大多数时候	有时候	几乎没有	没有
	□	□	□	□	□

11. 下面的陈述对您来说来说对错程度如何？

	完全正确	大部分正确	不知道	大部分错误	完全错误
我似乎比别人更容易生病	□	□	□	□	□
我和了解的其他人一样健康	□	□	□	□	□
我觉得我的健康状况会越来越糟糕	□	□	□	□	□
我的健康状况很棒	□	□	□	□	□

感谢您完成这些问题！

图 79 a. 续

SF-36第1版（急性情况）

您的健康和幸福指数

这个调查会问您一些关于您健康的问题。这些信息可以帮助我们了解您的感受和日常活动，感谢您的配合！

下列问题，在最符合您答案的选项上打图。

1. 您的总体健康水平为：

| 优秀 | 很好 | 好 | 一般 | 差 |

2. 与一周前相比，您现在健康状态如何？

| 比一周前好很多 | 比一周前有好转 | 和一周前差不多 | 比一周前变差 | 比一周前差很多 |

3. 以下是一些日常活动，现在您的健康情况限制这些活动吗？如果有，是多少？

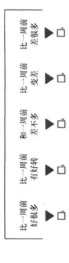

	限制很多	限制较少	没有限制
• 高强度活动，如跑步、举重和费力的运动			
• 中等强度活动，如搬桌子、推吸尘器、打保龄球和玩高尔夫			
• 举起或搬动杂物			
• 走几层楼梯			
• 走一层楼梯			
• 弯腰、下跪或俯身			
• 行走超过1英里			
• 走几个街道			
• 走一个街道			
• 自行沐浴穿衣			

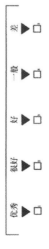

图 79　b. SF-36 第 1 版（急性情况）

4. 在过去1周内，您是否由于身体健康问题在工作和生活中出现以下问题？

	是 ▶	否 ▶
• 工作和其他活动的时间减少	☐	☐
• 工作和其他活动比您预期完成的少	☐	☐
• 工作和其他活动受限	☐	☐
• 工作和其他活动表现困难（例如，更费力）	☐	☐

5. 在过去1周内，您是否因为一些情绪问题（如焦虑抑郁）在工作和日常生活中出现以下问题？

	是 ▶	否 ▶
• 工作和其他活动的时间减少	☐	☐
• 工作和其他活动比您预期完成的少	☐	☐
• 工作和其他活动表现比往常粗心	☐	☐

6. 在过去1周内，您的身体健康状况或情绪问题在多大程度上影响了您与家人、朋友、邻居或团体的正常社交活动？

无 ▶	轻度 ▶	中度 ▶	重度 ▶	极重度 ▶
☐	☐	☐	☐	☐

7. 在过去1周内，您身体上的疼痛程度如何？

无 ▶	极轻度 ▶	轻度 ▶	中度 ▶	重度 ▶	极重度 ▶
☐	☐	☐	☐	☐	☐

8. 在过去1周内，疼痛对您的正常工作（包括外出工作及家庭工作）有多大影响？

无 ▶	轻度 ▶	中度 ▶	重度 ▶	极重度 ▶
☐	☐	☐	☐	☐

图 79 b. 续

9. 这些问题是过去1周内关于您的感受以及您的一些情况。对于每一个问题，请给出一个最接近您的感受的答案。在过去1周内，有多长时间处于这种情况......

	所有时候	大多数时候	很多时候	有时候	几乎没有	没有
您是否充满活力？	☐	☐	☐	☐	☐	☐
您是否经常紧张？	☐	☐	☐	☐	☐	☐
您是否觉得非常沮丧，没有什么让您高兴？	☐	☐	☐	☐	☐	☐
您是否觉得平静平和？	☐	☐	☐	☐	☐	☐
您是否觉得有精力？	☐	☐	☐	☐	☐	☐
您是否觉得心灰意冷和抑郁？	☐	☐	☐	☐	☐	☐
您是否觉得精疲力尽？	☐	☐	☐	☐	☐	☐
您是否是个快乐的人？	☐	☐	☐	☐	☐	☐
您是否觉得疲惫？	☐	☐	☐	☐	☐	☐

10. 在过去1周内，您的身体健康状况或情绪问题有多少时间干扰了您的社交活动（如拜访亲友）？

所有时候	大多数时候	有时候	几乎没有	没有
☐	☐	☐	☐	☐

11. 下面的陈述对您来说对或错程度如何？

	完全正确	大部分正确	不知道	大部分错误	完全错误
我似乎比别人更容易生病	☐	☐	☐	☐	☐
我和了解的其他人一样健康	☐	☐	☐	☐	☐
我觉得我的健康状况会越来越糟	☐	☐	☐	☐	☐
我的健康状况很棒	☐	☐	☐	☐	☐

感谢您完成这些问题！

图 79 b. 续

SF-36 第2版（普通情况）

您的健康和幸福指数

这个调查会问问一些关于您健康的问题。这些信息可以帮助我们了解您的感受和日常活动。

下列问题，在最符合您答案的选项上打图。

谢谢您的配合！

1. 您的总体健康水平为：

优秀	很好	好	一般	差
☐	☐	☐	☐	☐

2. 与一年前相比，您现在健康状态如何？

比一年前 好很多	比一年前 有好转	和一年前 差不多	比一年前 变差	比一年前 差很多
☐	☐	☐	☐	☐

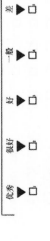

3. 以下是一些日常活动，现在您的健康情况限制这些活动吗？如果有，是多少？

	限制很多	限制较少	没有限制
• 高强度活动，如跑步、举重和费力的运动	☐	☐	☐
• 中等强度活动，如搬桌子、推吸尘器、打保龄球和玩高尔夫夫	☐	☐	☐
• 举起或搬抬杂物	☐	☐	☐
• 走几层楼梯	☐	☐	☐
• 走一层楼梯	☐	☐	☐
• 弯腰、下跪或俯身	☐	☐	☐
• 行走超过1英里	☐	☐	☐
• 走几个街道	☐	☐	☐
• 走一个街道	☐	☐	☐
• 自行沐浴或穿衣	☐	☐	☐

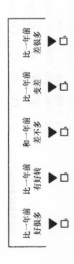

图 79 c. SF-36 第 2 版（普通情况）

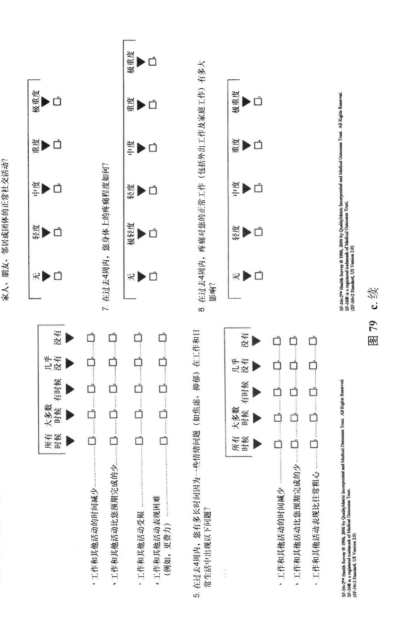

4. 在过去4周内，您有多长时间由于身体健康问题在工作和生活中出现以下问题？

	所有时候 ▶	大多数时候 ▶	有时候 ▶	几乎没有 ▶	没有 ▶
· 工作和其他活动的时间减少 ……………	☐	☐	☐	☐	☐
· 工作和其他活动比您预期完成的少 ……	☐	☐	☐	☐	☐
· 工作和其他活动受限 …………………	☐	☐	☐	☐	☐
· 工作和其他活动表现困难（例如，更费力） ……………………	☐	☐	☐	☐	☐

5. 在过去4周内因为一些情绪问题（如焦虑、抑郁）在工作和日常生活中出现以下问题？

	所有时候 ▶	大多数时候 ▶	有时候 ▶	几乎没有 ▶	没有 ▶
· 工作和其他活动的时间减少 ……………	☐	☐	☐	☐	☐
· 工作和其他活动比您预期完成的少 ……	☐	☐	☐	☐	☐
· 工作和其他活动表现比往常粗心 ……	☐	☐	☐	☐	☐

6. 在过去4周内，您的身体健康状况或情绪问题在多大程度上影响了您与家人、朋友、邻居或团体的正常社交活动？

无 ▶	轻度 ▶	中度 ▶	重度 ▶	极重度 ▶
☐	☐	☐	☐	☐

7. 在过去4周内，您身体上的疼痛程度如何？

无 ▶	极轻度 ▶	轻度 ▶	中度 ▶	重度 ▶	极重度 ▶
☐	☐	☐	☐	☐	☐

8. 在过去4周内，疼痛对您的正常工作（包括外出工作及家庭工作）有多大影响？

无 ▶	轻度 ▶	中度 ▶	重度 ▶	极重度 ▶
☐	☐	☐	☐	☐

图 79 **c.** 续

9. 这些问题是过去4周内关于您对于您的感受以及您的精力的一些情况。对于每一个问题，请给出一个最接近您的感觉。在过去4周内，有多长时间处于这种情况……

	所有时候	大多数时候	很多时候	有时候	没有
• 您是否充满活力？					
• 您是否经常紧张？					
• 您是否觉得非常沮丧，没有什么让您高兴？					
• 您是否觉得平静祥和？					
• 您是否觉得有精力？					
• 您是否觉得心灰意冷和忧郁？					
• 您是否觉得精疲力尽？					
• 您是否是个快乐的人？					
• 您是否觉得疲惫？					

10. 在过去4周内，您的身体健康状况或情绪问题有多少时间干扰了您的社交活动（如拜访亲友）？

所有时间	大多数时候	有时候	几乎没有	没有

11. 下面的陈述对您来说对错程度如何？

	完全正确	大部分正确	不知道	大部分错误	完全错误
• 我似乎比别人更容易生病					
• 我和了解的其他人一样健康					
• 我觉得我的健康状况会越来越糟					
• 我的健康状况很棒					

感谢您完成这些问题！

图 79 c. 续

SF-36第2版（急性情况）

您的健康和幸福指数

这个调查会询问一些关于您健康的问题。这些信息可以帮助我们了解您的感受和日常活动，感谢您的配合！

下列问题，在最符合您答案的选项上打图。

1. 您的总体健康水平为：

优秀 / 很好 / 好 / 一般 / 差

2. 与一周前相比，您现在健康状态如何？

比一周前好很多 / 比一周前有好转 / 和一周前差不多 / 比一周前变差 / 比一周前差很多

3. 以下是一些日常活动，现在您的健康情况限制您限制这些活动吗？如果有，是多少？

限制很多 / 限制较少 / 没有限制

- 高强度活动，如跑步，举重和效力的活动
- 中等强度活动，如搬桌子，推吸尘器，打保龄球和玩高尔夫
- 举起或搬给杂物
- 走几层楼梯
- 走一层楼梯
- 弯腰、下跪或俯身
- 行走超过1英里
- 走几个街道
- 走一个街道
- 自行沐浴穿衣

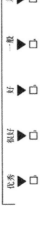

图 79 d. SF-36第2版（急性情况）

4. 在过去1周内，您是否由于身体健康问题在工作和生活中出现以下问题？

	是 ▶	否 ▶
a. 工作和其他活动的时间减少 ……	☐	☐
b. 工作和其他活动比您预期完成的少 ……	☐	☐
c. 工作和其他活动受限 ……	☐	☐
d. 工作和其他活动表现困难（例如，更费力）……	☐	☐

5. 在过去1周内，您是否因为一些情绪问题（如焦虑、抑郁）在工作和日常生活中出现以下问题？

	是 ▶	否 ▶
a. 工作和其他活动的时间减少 ……	☐	☐
b. 工作和其他活动比您预期完成的少 ……	☐	☐
c. 工作和其他活动表现比往常粗心 ……	☐	☐

6. 在过去1周内，您的身体健康状况和/或情绪问题在多大程度上影响了您与家人、朋友、邻居或团体的正常社交活动？

无 ▶	轻度 ▶	中度 ▶	重度 ▶	极重度 ▶
☐	☐	☐	☐	☐

7. 在过去1周内，您身体上的疼痛程度如何？

无 ▶	极轻度 ▶	轻度 ▶	中度 ▶	重度 ▶	极度 ▶
☐	☐	☐	☐	☐	☐

8. 在过去1周内，疼痛对您的正常工作（包括外出工作及家庭工作）有多大影响？

无 ▶	轻度 ▶	中度 ▶	重度 ▶	极重度 ▶
☐	☐	☐	☐	☐

图 79 d. 续

11. 下面的陈述对您来说对错程度如何？

	完全正确	大部分正确	不知道	大部分错误	完全错误
a 我似乎比别人更容易生病	□	□	□	□	□
b 我和了解的其他人一样健康	□	□	□	□	□
c 我觉得我的健康状况会越来越糟	□	□	□	□	□
d 我的健康状况很好	□	□	□	□	□

感谢您完成这些问题！

9. 这些问题是过去1周内关于您的感受以及您的一些情况。对于每一个问题，请给出一个最接近您的感觉。在过去1周内，有多长时间内处于这种情况……

	所有时候	大多数时候	很多时候	有时候	几乎没有	没有
您是否充满活力？	□	□	□	□	□	□
您是否经常紧张？	□	□	□	□	□	□
您是否觉得非常沮丧，没有什么让您高兴？	□	□	□	□	□	□
您是否觉得平静平和？	□	□	□	□	□	□
您是否觉得有精力？	□	□	□	□	□	□
您是否觉得心灰意冷和忧郁？	□	□	□	□	□	□
您是否觉得精疲力尽？	□	□	□	□	□	□
您是否是个快乐的人？	□	□	□	□	□	□
您是否觉得疲倦？	□	□	□	□	□	□

10. 在过去1周内，您的身体健康状况或情绪问题有多少时间干扰了您的社交活动（如拜访亲友）？

所有时候	大多数时候	有时候	几乎没有	没有
□	□	□	□	□

图 79 d. 续

SF-12 健康问卷也提供了类似的信息，SF-12 健康问卷是由 12 个取自 SF-36 中的项目组成的一个更简明的版本。

McDowell 和 Newell（1996）给 SF-36 的编撰以及对该问卷关键性的评注提供了独立的，也是最完整的资金来源之一。

最近，在《英国医学杂志》上发表的一项关于"生活质量"提升的文献研究中，认为 SF-36 是适用于对最广泛的患者进行健康疗效评估的一种工具表（Garratt 等，2002）。关于 SF-36 的相关文献，还有社区论坛里对新老出版物进行的讨论，以及对相应结果进行的解释等更多方面的信息均可在 SF-36 的网页上找到（http://www.sf-36.com）。

在一些文章中，对 200 多种疾病和症状进行了描述，也描述了 SF-36 在估计患者的疾病负担方面的效果，以及其将疾病特异性基准与一般人群的标准做对比的效果。

在一些最常被作为研究内容的疾病和症状中，关于每种病症，都有 50 篇或更多数量的 SF-36 相关出版物出版，这些病症包括关节炎、腰背痛、癌症、心血管疾病、慢性阻塞性肺疾病、抑郁症、糖尿病、胃肠道疾病、偏头痛、HIV/AIDS、高血压、肠易激综合征、肾疾病、腰痛、多发性硬化症、肌肉骨骼疾病、神经肌肉疾病、骨关节炎、精神病学诊断、类风湿关节炎、睡眠障碍、脊髓损伤、脑卒中、药物滥用、手术治疗、移植、创伤（Turner-Bowker 等，2002）。

已有超过 500 种出版物将 SF-36 的翻译作为主要工作，其中涉及 22 个国家的相关研究人员。同时，已有 13 个国家的 10 多项相关研究得到发表。

SF-36 的构建

构建 SF-36 是为了满足在最低心理检测标准需求的情况下进行群体间的比较。这 8 个健康理念是从临床疗效研究（Medical Outcomes Study，MOS）的 40 个健康理念中挑选出来的（Stewart

和 Ware，1992）。

这些概念包括那些使用广泛的健康问卷中最常用的理念，以及那些受疾病和相关治疗影响最大的概念（Ware 等，1993；Ware，1995）。选择的这些问卷调查项目还包括了多项健康指标，有，行为功能和功能障碍、不幸和幸福、客观报告和主观评定，以及受试者对整体健康状况的乐观和不乐观的自我评价（Ware 等，1993）。

大多数 SF-36 的项目内容源于 20 世纪 70 年代和 80 年代以来一直使用的工具表（Stewart 和 Ware，1992），其中包括：一般心理幸福量表（General Psychological Well-Being Inventory，GPWBI）（Dupuy，1984），各种体格和角色功能测试表（Patrick 等，1973；Hulka 和 Cassel，1973；Reynolds 等，1974；Stewart 等，1981），健康认知问卷（Health Perceptions Questionnaire，HPQ）（Ware，1976），以及其他在健康保险实验（Health Insurance Experiment，HIE）中被证明是有用的测试量表（Brook 等，1979）。

MOS 的研究人员从上述这些以及其他一些资料中选择并调整了问卷的项目内容，并为一份包含 149 个项目内容的功能和幸福感量表（Functioning and Well-Being Profile，FWBP）制定了新的测试方法（Stewart 和 Ware，1992）。

FWBP 是 SF-36 问卷项目内容及相关使用说明的资料来源。SF-36 于 1988 年首次以"改进中"的形式出现，并于 1990 年以"标准"的形式展现（Ware，1988；Ware 和 Sherbourne，1992）。正如其他书籍所记载的格式那样（Ware 等，1993），标准格式删除了 MOS（有 36 个项目内容版本）中超过 1/4 的文字，并在项目的措辞、格式和评分方面作了改进。

SF-36v2™ 健康问卷（2.0 版本）

在 1996 年，有人对 SF-36 2.0 版本（SF-36v2）进行了介绍（图 79c，d），纠正了原版存在的缺陷。在采用了定性和定量的方法进行仔细研究之后，在 SF-36v2 用户手册（Ware 等，2000）中记录了这些改进并予以实施。

简而言之，SF-36v2 的改进包括：

- 改进了相关介绍和问卷项目内容，以缩短和简化措辞，让其更日常化，更明确。
- 改进了自评问卷表格中问题和答案的布局，让其更容易阅读和填写，这样减少了填写过程中遗漏项目的可能。
- 同美国及其他国家广泛使用的翻译及文化适应后的版本相比，该版本有更大的可比性。
- 在双角色功能量表中的七个项目内容上，两种情况下的可供选项改为了五种情况下的可供选项；以及六种情况下的可供选项改为了五种情况下的可供选项，以简化心理健康（MH）和活力（VT）量表中的项目。

SF-36® 健康问卷手册及说明指南

SF-36® 健康问卷：该用户手册及说明指南有 320 页，记录了 SF-36 健康问卷的编撰过程、评分、验证以及相关说明。这本手册包含了 8 个不同的 SF-36® 量表，制定了一般人群的和针对某些疾病的特定标准，而不包括综合衡量指标，综合衡量指标是另一本手册的主要内容（即 SF-36 身心健康汇总量表：版本 1 的用户手册，第二版次）（SF-36® 是 MOT 的注册商标。）

19.8　VAS 评分 [22, 112]

已设计出一种新方法以评价幸福感，也适用于评价病理性疼痛。这种技术方法被称为线性模拟，需要在一张白纸上画一条 10 cm 长的线，代表患者对其疼痛程度的连续性评估。

需要向受试者说明的是，这条线的一端代表"疼痛到了极点"，而另一端则代表"没有任何疼痛"。受试者通过在这条线上标记一个点来评估其疼痛的程度。然后我们通过测量从 0 到标记点的距离来获得相应的刻度值。

Revill 等[112]分析了线性模拟作为一种评估方法的可靠性。VAS 评分首先取决于视觉和肌肉运动的配合，也就是说，患者要能在其想标记的地方进行标记。其次，要假定患者可以在不止一次的情况下对同样记忆下的疼痛给出同样的评级。能在足够长的一段时间里回想起的疼痛可以被视为一种持续性刺激。最后，哌替啶等药物的使用可能会对上述两点造成影响。他们的试验表明，使用线性模拟的患者可以在他们想标记的地方进行标记，从而相对准确地表达他们的意图。

用 10 cm、15 cm 和 20 cm 长的横线来进行疼痛评定的线性模拟，其变量要明显小于 5 cm 长的横线（5 cm 的误差最大，正如在进行 0 ～ 5 mm 测量时，其结果也是可以预料到的）。哌替啶对模拟评定的准确性和重现性没有显著影响。

视觉模拟量表经常被用于连续性的测量，与分类量表的离散点相比，具有更高的灵敏度。一些研究表明，视觉模拟量表和分类量表之间存在明显的相关性，但如果仅使用视觉模拟量表，到底量表上的哪一点代表了中等程度疼痛的强度基准还尚不清楚。

19.9　肩关节疼痛与功能障碍指数量表（SPADI）[113]*

肩关节疼痛与功能障碍指数量表（shoulder pain and disability index，SPADI）是一种能够反映与肩关节疼痛临床综合征相关的功能障碍和疼痛的自填问卷表。设计 SPADI 的目的旨在检测肩关节当前的状态以及随时间而产生的变化情况。

介绍

SPADI 是为了在门诊使用而开发的。它的设计是为了评定肩关节的病理变化在疼痛和功能障碍方面中所产生的影响，包括肩关节当前的状态以及随时间而产生的变化情况。

最初版本的 SPADI（现已不用）由 20 个项目内容组成，分为疼痛和功能障碍两个分量表，由一个专家组来选择这些项目，并按照疼痛量表或功能障碍量表来进行分类，专家组由 3 名风湿病专家和 1 名物理治疗师组成。专家组通过选择他们认为的能反映肩关节相关问题的疼痛或功能障碍的项目，解决每个分量表的表面效度问题。

为了提高量表信度和效度，缩短完成量表的时间，每个分量表中都删除了一些项目。比如：某些项目的重测信度较低或与患侧肩关节活动度相关性较低，则该项目被排除在 SPADI 的最终版本之外。

疼痛分量表的项目数量从 9 项减少到 5 项，功能障碍分量表的项目数量从 11 项减少到 8 项（表 21）。SPADI 是自填问卷式的，其最终版本需要 5 ～ 10 min 来完成。

表 21　肩关节疼痛与功能障碍指数量表

疼痛量表

你的疼痛有的严重？ 　　　　　　　　　　　　　　　　　　　　得分

1. 在最糟糕的时候

　　　　　没有疼痛 ＿＿＿＿＿＿　　可以想象的最严重的疼痛 ＿＿＿＿

2. 躺着的时候另外一侧

　　　　　没有疼痛 ＿＿＿＿＿＿　　可以想象的最严重的疼痛 ＿＿＿＿

3. 在高处的架子上拿东西

　　　　　没有疼痛 ＿＿＿＿＿＿　　可以想象的最严重的疼痛 ＿＿＿＿

4. 摸你的脖子后面

　　　　　没有疼痛 ＿＿＿＿＿＿　　可以想象的最严重的疼痛 ＿＿＿＿

5. 用患侧手臂推物体

　　　　　没有疼痛 ＿＿＿＿＿＿　　可以想象的最严重的疼痛 ＿＿＿＿

续表

功能障碍量表

你有多大困难?

1. 洗头

　　　　　　无困难 ＿＿＿＿＿＿　　　　　　很困难，需要帮助 ＿＿＿＿＿

2. 清洗背部

　　　　　　无困难 ＿＿＿＿＿＿　　　　　　很困难，需要帮助 ＿＿＿＿＿

3. 穿上汗衫或套头毛衣

　　　　　　无困难 ＿＿＿＿＿＿　　　　　　很困难，需要帮助 ＿＿＿＿＿

4. 穿一件前面有纽扣的衬衫

　　　　　　无困难 ＿＿＿＿＿＿　　　　　　很困难，需要帮助 ＿＿＿＿＿

5. 穿上裤子

　　　　　　无困难 ＿＿＿＿＿＿　　　　　　很困难，需要帮助 ＿＿＿＿＿

6. 把物品放在高架上

　　　　　　无困难 ＿＿＿＿＿＿　　　　　　很困难，需要帮助 ＿＿＿＿＿

7. 携带 10 磅的重物

　　　　　　无困难 ＿＿＿＿＿＿　　　　　　很困难，需要帮助 ＿＿＿＿＿

8. 从你身后的口袋里取东西

　　　　　　无困难 ＿＿＿＿＿＿　　　　　　很困难，需要帮助 ＿＿＿＿＿

　　评分系统。所有的项目都用视觉模拟量表进行评定。视觉模拟量表似乎能更准确地反映出受试者的实际感受，是风湿性疾病相关疼痛评定中使用最广泛的量表类型。在 SPADI 中使用的视觉模拟量表是由水平线组成的，这些水平线上既没有数字，也未被分类。口头上对其进行标记，水平线的两端代表被测项的两个相反的极端值。要求患者在直线上做一个标记，这个标记的位置应当最能代表其过去一周肩关节所经受的问题。

　　SPADI 的评分系统基于这样一个概念来进行评定，即肩关节疾病所引起的疼痛或功能障碍的程度是由疼痛或功能障碍的数量以及相应情况下疼痛或功能障碍的强度所决定的。

通过将水平线划分为 12 段等分的部分，从而计算出每个项目的数值分数。将数字 0 到 11 附加到对应的部分，就产生了每个项目的分数。分量表分数的计算方法是将该分量表的各项目分数相加，然后除以该项目可以得到的最高分值，最后将这一数字乘以 100。

任何被患者标记为不适用的项目都不包括在可能的最高评分中。如果一名受试者标记了两个以上不适用的项目，则不计算其分数。

因此，从理论上讲，分数可以在 0 到 100 之间，分数越高，则功能障碍越大。通过疼痛和功能障碍分量表评分的平均值来计算 SPADI 的总得分。因此，总的 SPADI 评分也是在 0 ~ 100 分之间。在主要由老年男性组成的患者群体中，SPADI 似乎发挥了良好的功效。这些结果在多大程度上可以推广到存在肩关节问题的女性和年轻人身上，仍有待充分的证明。

SPADI 作为一个临床指标量表，容易进行自评。与角度测量不同，它不需要由训练有素的临床医师来测评，但必须指导患者正确地使用 SPADI。不过，在经过最初的培训之后，大多数患者就可以独立完成该量表而不需要进一步的帮助。因此，该量表可以通过邮寄的方式来进行测评，用于监测患者在家中的病情进展情况。

SPADI 具有良好的同质性度、重测信度、效标效度和结构效度。它似乎还能够测出患者随时间而变化的状态。因此，在临床实践和临床研究中，证明了该量表是一种有用的工具。

19.10　L'Insalata 肩关节症状和功能评估自评问卷[74] *

经过验证后的用于评估患者整体健康状况的问卷表可能不够具体，无法准确而全面地描述其个别关节的症状和功能，本文的目的是介绍一种自评问卷表，用以评估肩关节的相关症状和功能，并描述该量表的有效性、可靠性和对临床变化的反应性的前瞻性评定结果。

问卷的制定

首先制定了一份初步的问卷表，并遴选了 30 名因肩关节疾病而接受治疗的患者来完成。

这些患者中的一部分接受了采访，对采访的每个问题的临床相关性、相对重要性、完成的难易程度都进行了评估打分。

接下来对其加以修改，就可以得到一份经过前瞻性评估及修订后的问卷。评定结束后，剔除掉可信度差的、会大幅降低总体或部分同质性度的、对量表的整体临床灵敏度贡献不大的一些问题后，最终得到了现行的问卷。

肩关节评定问卷主要包括六个独立的评分栏，分别是：整体情况评估，疼痛，日常活动，娱乐和体育活动，工作，满意度（表 22）。最后，在表格的一个非分级区域，可以让患者选择自己认为最希望得到改善的两个方面（表 22）。

整体情况评估栏（问题 1）是由一个 10 cm 长的视觉模拟量表组成。视觉模拟量表是一条直线，它的两端是测试时反应或感觉的两个极限值。这样，量表的评分就是 0 分（非常差）到 10 分（非常好）不等，从 0 分到患者所做的标记之间的间隔分数应当以毫米（mm）为单位来计量。

其他评分栏的内容则是一系列的多个问题选项，其中有五个问题的选项的评分从 1 分（最差）到 5 分（最好）不等。

每个评分栏的得分由完成该问题所得到的平均分再乘以 2 得出。因此，每栏的得分范围可以是 2 分（最差）到 10 分（最好）不等。

疼痛栏包括了四个问题，分别为评估休息时疼痛的严重程度（问题 2）、活动时疼痛的严重程度（问题 3）、干扰睡眠的疼痛的频率（问题 4），以及剧烈疼痛的频率（问题 5）。

表 22　肩关节评定问卷

你的惯用手臂是哪侧?

左　　　右

你哪边的肩关节接受过评估或治疗?

左　　　右　　　都接受过

请回答以下已经被评估或治疗过的肩关节的相关问题。如果有问题对你不适用,请把它留空。如果你两侧的肩关节都经过了评估或治疗,请为每一侧肩关节单独填写一份问卷,并在每个表格的顶部标记出是哪一侧(左侧或右侧)。

1. 想想肩关节对你的所有影响,在下面的量表上标记 X,看看健康程度如何。

非常差_____非常好

以下是关于疼痛的问题:

2. 在过去的 1 个月中,你如何描述休息时肩关节的常见疼痛?
   1)非常严重
   2)严重
   3)中度
   4)轻度
   5)无

3. 在过去的 1 个月中,你如何描述活动期间肩关节的常见疼痛?
   1)非常严重
   2)严重
   3)中度
   4)轻度
   5)无

4. 在过去的 1 个月中,肩关节的疼痛是否经常让你晚上难以入睡?
   1)每天
   2)每周几天
   3)每周 1 天
   4)少于每周 1 天
   5)从不

5. 在过去的 1 个月中，你的肩关节多久有一次剧烈的疼痛？
   1）每天
   2）每周几天
   3）每周 1 天
   4）少于每周 1 天
   5）从不

以下是关于日常活动的问题：

6. 想想你在日常个人和家庭活动中使用肩关节的各种方式（如穿衣、洗衣、开车、做家务等），你会如何描述你使用肩关节的能力？
   1）非常严重的受限，无能力
   2）严重受限
   3）中度受限
   4）轻度受限
   5）不受限

7. 穿上或脱掉套头毛衣或衬衫
   1）不能
   2）严重困难
   3）中度困难
   4）轻度困难
   5）无困难

8. 梳头
   1）不能
   2）严重困难
   3）中度困难
   4）轻度困难
   5）无困难

9. 够到你头上的书架
   1）不能
   2）严重困难
   3）中度困难
   4）轻度困难
   5）无困难

10. 用手抓或洗下背部
　　1）不能
　　2）严重困难
　　3）中度困难
　　4）轻度困难
　　5）无困难

11. 举起或提起一袋物品［8 ～ 10 磅（约 3.6 ～ 4.5 kg）］
　　1）不能
　　2）严重困难
　　3）中度困难
　　4）轻度困难
　　5）无困难

下列是关于娱乐或体育活动的问题：

12. 想想你在娱乐或体育活动时使用肩关节的所有方式（即棒球、高尔夫、有氧运动、园艺等），你会如何描述你的肩关节功能？
　　1）非常严重的受限，无能力
　　2）严重受限
　　3）中度受限
　　4）轻度受限
　　5）不受限

13. 在过去的 1 个月中，由于肩关节的原因，你在过肩投掷或发球时遇到了多大的困难？
　　1）不能进行
　　2）严重困难
　　3）中度困难
　　4）轻度困难
　　5）无困难

14. 列出一项你特别喜欢的活动（娱乐或运动），然后选择肩关节受限的程度（如果有）
　　活动_____
　　1）不能进行
　　2）严重受限
　　3）中度受限
　　4）轻度受限
　　5）不受限

以下是关于工作的问题：

15. 在过去的 1 个月中，你的主要工作形式是什么？
    A. 有报酬的工作（请列举类型）_____
    B. 家务
    C. 家庭作业
    D. 失业
    E. 因肩关节问题所致功能缺陷
    F. 其他原因导致的功能缺陷
    G. 退休

如果你的答案是 D、E、F 或 G，请跳过问题 16 ～ 19，直接进入问题 20

16. 在过去的 1 个月中，有多长时间会因为肩关节的问题而导致你不能正常工作？
    1）每天
    2）每周几天
    3）每周 1 天
    4）少于每周 1 天
    5）从不

17. 在过去的 1 个月中，在你工作的日子里，有多长时间会因为肩关节的问题而不能像你想象的那样认真或高效地工作？
    1）每天
    2）每周几天
    3）每周 1 天
    4）少于每周 1 天
    5）从不

18. 在过去的 1 个月中，在你工作的日子里，有多长时间会因为肩关节的问题而不得不缩短工作时间？
    1）每天
    2）每周几天
    3）每周 1 天
    4）少于每周 1 天
    5）从不

19. 在过去的 1 个月中，在你工作的日子里，有多长时间会因为肩关节的问题而不得不改变你日常工作的方式？
    1）每天
    2）每周几天
    3）每周 1 天
    4）少于每周 1 天
    5）从不

下列问题是关于满意度和需要改进的地方：

20. 在过去的 1 个月中，你对自己肩关节的整体满意度如何评价？
    A. 不满意
    B. 不太满意
    C. 满意
    D. 很满意
    E. 十分满意

21. 请对你最希望得到改善的两个方面进行排名（1 代表最重要的，2 代表第二重要的）

疼痛_____

日常个人和家庭活动_____

娱乐或体育活动_____

工作_____

这是该问卷的结尾，感谢您的合作。

　　日常活动栏有六个问题，其中包括对日常活动受限情况进行的整体评估（问题 6），以及一系列日常活动难度评估的问题，例如穿上或脱下套头衫、梳理头发、可以触及高于头顶的书架、清洗后背，以及提起重物等问题（问题 7～11）。

　　娱乐和体育活动栏有三个问题。第一个问题需要患者对在娱乐和体育活动中的受限情况进行整体评估（问题 12），另一个问题需要患者对在网球中过肩投掷或发球的难度进行评估（问题

13），第三个问题需要患者选择一个自己特别喜欢的活动，并对其在该活动中受限的情况进行评估（问题 14）。

工作栏有一个未分等级的问题和四个分等级的问题，未分等级的问题对受试者的工作形式进行分类（问题 15），而四个分等级的问题分别是：受试者不能从事任何工作的频率（问题 16）、无法有效工作的频率（问题 17）、需要缩短一天的工作时间的频率（问题 18）以及需要改变日常工作方式的频率（问题 19）。

满意度栏（问题 20）只有一个独立的问题，需要患者对其肩关节的整体满意度由差到优进行相应评分。该栏不包括在总分中，需要单独计分并列出。

最后是一个重要的问题栏（问题 21），需要患者给出自己最希望得到改善的两个方面并对其进行排序。最重要的排第一，其次的排第二。

这不影响总分数，但可以同其他独立的问题栏得分一起使用，以确定患者认为最重要的方面是否得到了实质性改善，或者使用个体化加权法来确定总体评分。

在关于每个问题栏的相对重要性上，作者与几名肩关节外科医生及患者进行商讨后，制定了一个计算总分的加权系统。

各问题栏的满分为：整体情况评估栏 15 分（分数乘以 1.5，分数范围是 0 ～ 15 分），疼痛栏 40 分（分数乘以 4，分数范围是 8 ～ 40 分），日常活动栏 20 分（分数乘以 2，分数范围是 4 ～ 20 分），娱乐和体育活动栏 15 分（分数乘以 1.5，分数范围是 3 ～ 15 分），工作栏 10 分（分数乘以 1，分数范围是 2 ～ 10 分）。因此，评估所得总分从 17 分到 100 分不等。

19.11　关于患者对肩关节手术认知的牛津问卷[27]*

问卷的编制。最初，作者采访了 20 位来肩关节门诊就诊的患者，以了解他们是如何感知并描述肩关节相关问题的。根据这些信息及已有的问卷，作者起草了一份包含了 22 个问题项的问卷，并在 20 名新就诊的患者中就其进行了测试。这 20 名新就诊的患者还收到了第二份问卷（与第一份相同），需要他们第二天在家完成，然后装在一个已付费的信封里寄回。在寄回的这份问卷中需要他们提出一些意见，包括该问卷未涉及的任何其他肩关节问题。

结果很明显，有一组患者有明显的复发性肩关节脱位或半脱位的倾向。该组患者的特点是，他们可以预感到相应问题的发生是和一些非常具体的活动相关联的。作者将这一组患者排除在研究之外，以便集中研究与退行性疾病或炎症有关的肩关节疼痛患者。

在初步的研究之后，作者对起初的问卷进行了修改，并在另外两组患者中进行了测试，直到最终确定该问卷的形式。问卷有 12 个项目，每个项目有 5 个问题选项（图 80）。每个项目的评分从 1 分到 5 分不等，分别对应的是从最轻度的困难或严重程度到最重的困难或严重程度的情况，最终分数相加，得到一个范围从 12 分（最轻程度的困难）到 60 分（最困难）的分数。

作者编制并测试了一份简明的问卷版本，该版本也包含有 12 个问题项目，患者认为该版问卷很容易完成，并且该问卷也提供了他们对于肩关节相应问题认知的可靠、有效且敏感的数据。该问卷是作为专科治疗中的一个疗效评定工具来使用的。并且它很少给患者带来负担，很少有报告称患者在完成该问卷时存在困难。

研究发现，该问卷并不适用于肩关节不稳定的患者，而这也并不令人奇怪，因为在 Constant 肩关节评分中已经有类似的经验报告（MacDonald，1993）。

该肩关节问卷是评价肩关节手术疗效的一种工具，它简短、实用、可靠、有效，对临床上重要指标的变化敏感。

牛津肩关节评分

过去4周您的肩关节存在的问题

右　☐
左　☐

✓在每个问题的对应方框中打钩

1 在过去4周内，您会怎样描述您的肩关节经受的最严重的疼痛？

没有	轻微	中度	重度	不能忍受
☐	☐	☐	☐	☐

2 在过去4周内，您有没有因为肩关节问题而导致自己穿衣服困难？

一点都没问题	有一点困难	中等程度困难	非常困难	几乎不能自己穿衣服
☐	☐	☐	☐	☐

3 在过去4周内，您有没有因为肩关节问题而导致上下轿车困难或者使用公共交通工具困难？

一点都没问题	有一点困难	中等程度困难	非常困难	不能
☐	☐	☐	☐	☐

4 在过去4周内，您吃饭可以同时用刀和叉吗？

是的，很容易	有一点困难	中等程度困难	非常困难	不能
☐	☐	☐	☐	☐

5 在过去4周内，您能独自去购物买日常家居用品吗？

是的，很容易	有一点困难	中等程度困难	非常困难	不能
☐	☐	☐	☐	☐

6 在过去4周内，您能用托盘端着一盘食物从厨房走到其他房间吗？

是的，很容易	有一点困难	中等程度困难	非常困难	不能
☐	☐	☐	☐	☐

图 80　牛津肩关节评分

牛津肩关节评分

7	在过去4周内，您能用患侧手臂刷牙或梳头吗？				
	是的，很容易	有一点困难	中等程度困难	非常困难	不能
	○	○	○	○	○

8	在过去4周内，您怎么描述您通常存在的肩关节疼痛程度？				
	无	非常轻微	轻度	中度	重度
	○	○	○	○	○

9	在过去4周内，您能用患侧手臂将衣服挂到衣橱里面吗？				
	是的，很容易	有一点困难	中等程度困难	非常困难	不能
	○	○	○	○	○

10	在过去4周内，您能够自己清洗并擦干自己手臂下面的身体吗？				
	是的，很容易	有一点困难	中等程度困难	非常困难	不能
	○	○	○	○	○

11	在过去4周内，您肩关节的疼痛在多大程度上影响了您的日常工作（包括家务活动）？				
	一点没有影响	有一点影响	中等程度影响	严重影响	完全不行
	○	○	○	○	○

12	在过去4周内，晚上睡觉时您肩关节的疼痛影响到您休息了吗？				
	没有	仅1、2个夜晚	某些夜晚	大多数夜晚	每个夜晚
	○	○	○	○	○

Nuffield
Department of
Orthopeadic Surgery

Nuffield **NHS**
Orthopaedic Centre
NHS Trust

图 80 （续）

19.12 牛津肩关节不稳问卷[26]*

肩关节不稳对评估的进行有特殊的影响，因为其症状往往是间歇性的，表现为肩关节不是每天都痛，而是可以预感到的与特定活动相关的症状。

问卷的编制。最初，作者采访了 20 名因肩关节不稳而在门诊就诊的患者，以了解他们感受和描述自身肩关节问题的方式。

作者随后起草了一份有 18 个项目的问卷，并对 20 名新就诊的患者进行了测试。这些患者还得到了第二份问卷（与第一份一样），且需要他们第二天在家中完成，然后交回。

请这些患者在第二份问卷中加上自己的点评，需要包括该问卷中未涉及的其他任何肩关节相关问题。然后对起初的问卷进行修改，修订版在另外两组共 20 名患者中进行了测试，直到最终确定该问卷的形式。

该问卷有 12 个项目栏，每个项目栏有五个问题选项（图81）。每个项目的评分从 1 分到 5 分不等，分别对应的是从最轻度的困难或严重程度到最重的困难或严重程度的情况，最终分数相加得到一个范围从 12 分（最轻程度的困难）到 60 分（最困难）的分数。

作者编制并测试了一份简明的问卷版本，该版本也包含有12 个问题项目，患者认为该版问卷很容易完成，并且该问卷也提供了他们对于肩关节稳定性认知的可靠、有效且敏感的数据。该问卷用来对疗效进行评估，完成问卷对患者来说几乎没有困难。问卷的这些项目具有同质性和可重复性，因此，认为该问卷至少与用于疗效评估的临床评分一样可靠。

牛津肩关节不稳评分

您的肩关节存在的问题

右 ☐
左 ☐

√在每个问题的对应方框中打钩

1 在过去的6个月中，您的肩关节滑出关节（脱位）多少次？

一次也没有	发生了1次或2次	每个月1次或2次	每周1次或2次	每周1到2次以上
☐	☐	☐	☐	☐

2 在过去的3个月中，由于肩关节的问题，您在穿T恤衫或套头毛衣的时候有任何困难或担心吗？

没有困难/没有担心	轻度困难/担心	中度困难/担心	极其困难	不可能做得到
☐	☐	☐	☐	☐

3 在过去的3个月中，您怎么描述您肩关节经受的最严重的疼痛？

没有	轻度疼痛	中度	严重	难以忍受
☐	☐	☐	☐	☐

4 在过去的3个月中，肩关节疼痛在多大程度上影响了您的日常工作（包括学校或大学的工作、家务活动）？

一点没有影响	有一点影响	中等程度影响	严重影响	完全不行
☐	☐	☐	☐	☐

5 在过去的3个月中，您是否由于担心肩关节（害怕肩关节脱位）而尽量去避免做某些动作？

一点没有影响	很少时候	一些日子	大多数日子或不止一项活动	每天或许多活动
☐	☐	☐	☐	☐

6 在过去的3个月中，肩关节的问题是否阻止了您做对于您来说很重要的事情？

一点没有影响	很少时候	一些日子	大多数日子或不止一项活动	每天或许多活动
☐	☐	☐	☐	☐

图 81 牛津肩关节不稳评分

牛津肩关节不稳评分

7 在过去的3个月中，肩关节的问题在多大程度上影响了您的社交活动（包括性生活）？

一点也没有	偶尔有	一些日子	大多数日子	每天
☐	☐	☐	☐	☐

8 在过去4周内，肩关节的问题在多大程度上影响了您的体育运动或爱好？

一点也没有	一点/偶尔	有时	大部分时间	一直
☐	☐	☐	☐	☐

9 在过去4周内，肩关节的问题是否经常在脑海里？或者您是否经常思考这个问题？

从来没有或仅仅在某人问起的时候	偶尔	一些日子	大多数日子	每天
☐	☐	☐	☐	☐

10 在过去4周内，肩关节的问题在多大程度上影响了您能力的发挥或者影响了您的期望（如拎重物）？

一点都没有影响	偶尔	一些日子	大多数日子	每天
☐	☐	☐	☐	☐

11 在过去4周内，您怎么描述通常存在的肩关节疼痛程度？

没有	非常轻微	轻度	中等	严重
☐	☐	☐	☐	☐

12 在过去4周内，您是否由于肩关节的问题而避免晚上在床上睡觉时用某个姿势躺着？

从来没有	有1、2个夜晚	有一些夜晚	大多数夜晚	每晚
☐	☐	☐	☐	☐

Nuffield
Department of
Orthopeadic Surgery

Nuffield **NHS**
Orthopaedic Centre
NHS Trust

图 81 （续）

19.13　Rowe 评分 [116]

这一评分表（表 23）是评估 BanKart 损伤修复的疗效而设计的。

表 23　BanKart 损伤修复评估表

评分系统	分数	优秀 （100 ～ 90）	良好 （89 ～ 75）	一般 （74 ～ 51）	较差 （50 或更少）
稳定性					
无复发性脱位，半脱位，或者恐惧试验阴性	50	无复发	无复发	无复发	复发性脱位或者恐惧实验阳性
手臂处在特定位置时出现恐惧	30	手臂抬高和外旋时无恐惧	手臂抬高和外旋时轻度恐惧	手臂抬高和外旋时中度恐惧	手臂抬高或外展时非常恐惧
半脱位（不需要复位）	10	无脱位	无脱位	无脱位	
复发性脱位	0				
正常内旋、外旋、抬高	20	内旋、外旋抬高均正常	外旋达到正常的75%，完全的抬高及内旋	外旋达到正常的50%，抬高及内旋达到正常的75%	无法外旋，抬高达到正常的50%（手只能达到面部高度），内旋达到正常的50%
外旋达到正常的75%，正常的抬高及内旋	15				

续表

评分系统	分数	优秀 （100～90）	良好 （89～75）	一般 （74～51）	较差 （50 或更少）
外旋达到正常的 50% 内旋及抬高达到正常的 75%	5				
抬高及内旋达到正常的 50%，无法外旋	0				
功能					
工作及运动时无明显受限，没有不适感	30	能应对所有工作和运动，在过顶活动中无明显受限；在提重物、打网球、游泳及投掷时肩关节表现强健；无不适感	在工作和运动中轻微受限，肩关节强健，轻度不适感	进行过顶活动及提重物时中度受限；不能投掷物体，打网球和游泳很困难；明显的致残性疼痛	明显受限；不能进行过顶活动和提重物；不能投掷物体，不能打网球及游泳；长期不适感
工作及运动时轻微受限，有少许不适感	25				
工作及运动时中等受限，有明显不适感	10				
工作及运动时明显受限并有疼痛	0				
满分	100				

19.14 Jobe 改良 Rowe 评分系统[64]

这个分级系统是由 Rowe 等[116]描述的评分系统改良而来，适用于过肩运动的运动员的评估，包括对投掷能力、恢复到比赛水平的能力，以及对肩关节疼痛、稳定性和运动情况的主观评估（表 24）。

表 24　术后评分系统

评估	得分
功能	
过肩或投掷运动未受限，恢复到伤前的比赛水平	50
过肩运动不受限，能重返伤前的运动，但未到伤前水平	40
过肩和投掷运动不受限，但不能重返伤前的运动	35
过肩和投掷运动中度受限，不能重返伤前的运动	20
投掷运动明显受限，无法进行过肩动作	0
疼痛	
无	10
轻度	5
严重	0
稳定性	
恐惧实验阴性，无半脱位的情况	30
恐惧实验阴性，但外旋外展时有疼痛	15
恐惧实验阳性且有明确的半脱位感	0
活动	
有完全的活动度	10
在任何平面上活动度减少程度小于 25%	5
在任何平面上活动度减少程度大于 25%	0

优秀：90～100 分；良好：70～89 分；一般：40～69 分；较差：≤ 39 分

19.15　西安大略省肩关节不稳指数问卷（WOSI）[70] *

　　这项研究的目的在于编制一份有效、可靠和灵敏的评估工具来对肩关节不稳的患者进行评估。患者对其肩关节功能的主观印象是评判治疗成功与否的关键，因此，采用一种针对具体疾病的生活质量评估工具来进行评估也是最为合适的。

　　西安大略省肩关节不稳指数问卷（Western Ontario shoulder instability index，WOSI）这一评估工具，设计目的是在临床研究中将其作为肩关节不稳患者治疗效果的主要评估手段。

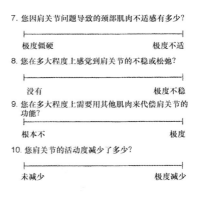

第一部分：身体症状

患者须知：以下问题是关于您肩关节问题所致的身体症状。请在下列所示的情况中，写下您上周经历的相应症状的程度（请在横线上的相应位置处用"×"进行标记）

1. 您的肩关节在进行过肩活动时有多大程度的疼痛？

无痛　　　　　　　剧烈的疼痛

2. 您在多大程度上感觉到肩关节的疼痛或抽痛？

无痛　　　　　　　剧烈的疼痛/抽痛

3. 您在多大程度上感觉到肩关节的虚弱或乏力？

没有　　　　　　　极度虚弱

4. 您在多大程度上感觉到肩关节的疲劳和缺乏耐力？

没有　　　　　　　极度疲劳

5. 您的肩关节有过多少次"咔哒"声、"劈啪"声或"啪啪"声？

没有　　　　　　　极端次数的"咔哒"声

6. 您的肩关节存在多大程度的僵硬？

不僵硬　　　　　　极度僵硬

‡该横线在实际的表格中长度为100 mm。本表经福勒·肯尼迪运动医学中心许可转载。

7. 您因肩关节问题导致的颈部肌肉不适感有多少？

极度僵硬　　　　　极度不适

8. 您在多大程度上感觉到肩关节的不稳或松弛？

没有　　　　　　　极度不稳

9. 您在多大程度上需要用其他肌肉来代偿肩关节的功能？

根本不　　　　　　极度

10. 您肩关节的活动度减少了多少？

未减少　　　　　　极度减少

第二部分：体育/娱乐/工作

患者须知：以下部分是关于您肩关节问题如何影响您的工作、运动或过去一周的娱乐活动。请在横线上的相应位置处用"×"进行标记。

11. 您的肩关节在多大程度上限制了您参加体育或娱乐活动的次数？

未限制　　　　　　极度限制

12. 您的肩关节在多大程度上影响了您运动或工作中所需的特殊能力？（如果您的肩关节问题同时影响了您的运动和工作，想一想是运动还是工作更受影响）

不影响　　　　　　极度影响

图 82　西安大略省肩关节不稳指数问卷（WOSI）

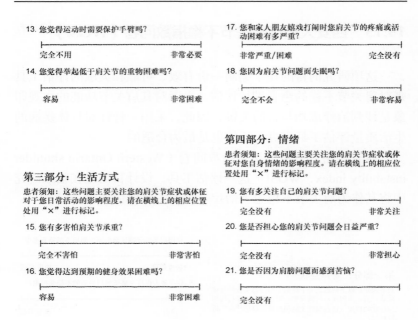

13. 您觉得运动时需要保护手臂吗?

完全不用　　　　　　　非常必要

14. 您觉得举起低于肩关节的重物困难吗?

容易　　　　　　　　非常困难

17. 您和家人朋友嬉戏打闹时您肩关节的疼痛或活动困难有多严重?

非常严重/困难　　　　完全没有

18. 您因为肩关节问题而失眠吗?

完全不会　　　　　　　非常容易

第四部分: 情绪

患者须知: 这些问题主要关注您的肩关节症状或体征对您自身情绪的影响程度。请在横线上的相应位置处用"×"进行标记。

19. 您有多关注自己的肩关节问题?

完全没有　　　　　　　非常关注

20. 您是否担心您的肩关节问题会日益严重?

完全没有　　　　　　　非常担心

21. 您是否因为肩膀问题而感到苦恼?

完全没有

第三部分: 生活方式

患者须知: 这些问题主要关注您的肩关节症状或体征对于您日常活动的影响程度。请在横线上的相应位置处用"×"进行标记。

15. 您有多害怕肩关节承重?

完全不害怕　　　　　　非常害怕

16. 您觉得达到预期的健身效果困难吗?

容易　　　　　　　　非常困难

图 82 (续)

问卷的编制过程如下: ①确定一个特定的患者群体; ②通过查阅文献、采访医护人员、采访代表所有人口统计学特征、疾病类型和严重程度以及治疗方法的患者, 生成特定"疾病"("项目")的相关问题; ③采用与患者相关的频率重要性结果和模型进行项目的缩减; ④对两组各 10 例患者进行初始问卷的预测试。

WOSI 问卷有 21 个项目。第一栏涉及体征, 有 10 个项目。其他的问题栏分别是关于运动、娱乐活动和工作 (有 4 个项目) 以及生活方式 (有 4 个项目) 和情感 (有 3 个项目) (图 82)。

最佳评分为 0 分, 表示患者涉及肩关节的生活质量没有下降。最差评分为 2100 分。这表明患者涉及肩关节的生活质量大大下降。

作者提出了一种严格设计、用以评估肩关节不稳患者的工具。因为患者对自身健康状况变化的感知是评估治疗成功与否的最重要指标，所以作者建议在临床研究中将该评估工具作为这一类患者群体治疗效果的主要预后指标，与此同时，该工具在临床应用中监测患者病情方面的作用同样值得肯定。

19.16　肩关节不稳 Walch–Duplay 评分[133]

1987 年，Walch 出版了一种用于评估肩关节前向不稳的工具表，如图 83 所示。

19.17　西安大略省肩袖指数问卷（WORC）[69]*

本研究的目的是为肩袖疾病患者研发一种有效和可靠的特定疾病生活质量评估工具表。

该工具的编制和评估方法如下：①确定特定的患者人群；②潜在项的生成；③项目的缩减；④对初始问卷提出异议；⑤可靠性的确定；⑥验证。

西安大略省肩袖指数问卷有 21 个问题项，分为五个涉及健康方面的生活质量（HRQL）问题栏。其中身体症状栏有 6 个问题项，运动和娱乐活动栏有 4 个问题项，工作栏有 4 个问题项，生活方式栏有 4 个问题项，情绪栏有 3 个问题项（图 84）。

在最终的问卷中，每个问题项的得分为 0 分到 100 分不等（采用 100 mm 的视觉模拟评分量表得到），再将这些分数相加，得出的总分为 0 分到 2100 分不等。最高分数或症状最重的分数为 2100 分，最佳的分数或无症状的分数则为 0 分。为了以一种更有临床意义的形式来表示所得分数，可以采用百分比的形式，即用 2100 减去总得分，再除以 2100，最后乘以 100。例如，一名总分为 1800 分的患者的最终百分比为（2100 － 1800）/2100×100 ＝ 14.3%。

门诊　　　　　　　　　　　　　　　　　　　肩关节单元
肩关节不稳Walch-Duplay评分

患者具体信息：

手术/诊断：　　　　　　　日期：_____
　　　　　　　　　　部位：右侧 / 左侧

检查：　3个月　　1年
　　　　6个月　　2年　　　____年

1. 运动能力水平（请圈出）

C=比赛级别　　　L=休闲运动水平　　　N=不进行运动

2. 运动类型（请圈出）

等级0：不进行运动
等级1：无风险的运动：田径、赛艇、游泳、蛙泳、潜水、志愿体操、越野滑雪、射击、帆船
等级2：接触性的运动：武术、自行车竞技、摩托车、攀登、足球、橄榄球、滑水、高山滑雪、跳伞、骑马
等级3：需要上举手臂的运动：攀爬、举重、掷铅球、自由泳、蝶泳、撑杆跳、花样滑冰、单桨皮划艇、高尔夫球、曲棍球、网球、棒球
等级4：高风险的运动：篮球、手球、排球、悬挂式滑翔、双桨皮划艇、水球

3. 哪侧肩关节：右侧　　左侧　　D=优势侧　　d=非优势侧

关节活动度
外展：_____　前屈：_____外旋：_____　内旋：_____　90°外展时的外旋：_____

得分（请圈出）

A. 日常活动

在同一项运动中恢复到同一水平　+25分　　没有不适
在同一项运动水平降低　　　　　+15分　　在剧烈运动中有轻微不适
运动中的改变　　　　　　　　　+10分　　在简单运动中有轻微不适
降低难度或改变运动，甚至停止运动　+0分　严重不适

B. 稳定性

+25分：无恐惧的感觉
+15分：持续恐惧的感觉
+0分：感觉到不稳
-25分：真性复发

C. 疼痛

+25分：没有疼痛或在部分气候条件下会有疼痛
+15分：剧烈运动或疲劳时疼痛
+0分：日常生活中就有疼痛

D. 活动度

+25分 靠墙时正面外展，与对侧比较，内旋触及高度少于3个椎体，90度外展时的外旋限制在10%以下
+15分 靠墙时正面外展小于150°，与对侧比较，内旋触及高度少于3个椎体，外旋限制在30%以下
+5分 靠墙时正面外展小于120°，与对侧比较，内旋触及高度少于6个椎体，外旋限制在50%以下
+0分 靠墙时正面外展小于90°，与对侧比较，内旋触及高度少于6个椎体，外旋限制在50%以上

总分
优秀：91～100分
良好：76～90分
一般：51～75分
差：<50分

总分（100分）：A+B+C+D

图83　Walch-Duplay 评分

西安大略省肩袖指数问卷（WORC）

第一部分 症状和体征

患者须知：以下问题与您肩关节的症状和体征相关，下列所有的问题中，在横线上标记您在上周的时间段内所经受的程度（用斜线在相应位置进行标记）。

1. 您的肩关节有多大程度的锐痛？

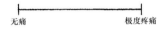

无痛　　　　　　　　　　极度疼痛

2. 您的肩关节存在多大程度上的持续性疼痛？

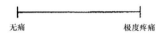

无痛　　　　　　　　　　极度疼痛

3. 您的肩关节在多大程度上感觉到无力？

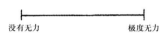

没有无力　　　　　　　　极度无力

4. 您的肩关节存在多大程度的僵硬？

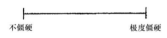

不僵硬　　　　　　　　　极度僵硬

5. 您的肩关节存在多大程度的"咔哒"声、研磨声或者"嘎吱"声？

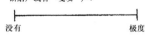

没有　　　　　　　　　　极度

6. 您的颈部在多大程度上因肩关节问题而感到不适？

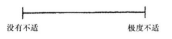

没有不适　　　　　　　　极度不适

第二部分 运动和娱乐

患者须知：以下问题主要涉及过去一周时间内您肩关节问题对您的运动或娱乐活动产生怎样的影响。对每一个问题，请用斜线在横线的相应位置标记出您的答案。

7. 您的肩关节在多大程度上影响您的健康水平？

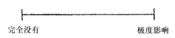

完全没有　　　　　　　　极度影响

8. 您的肩关节在多大程度上影响到您投掷的力度或距离？

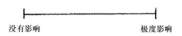

没有影响　　　　　　　　极度影响

9. 当他人或物品触碰到您的肩关节时，您害怕吗？

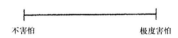

不害怕　　　　　　　　　极度害怕

10. 您因为肩关节问题，在做俯卧撑或其他剧烈的肩关节运动时，存在多大程度的困难？

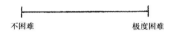

不困难　　　　　　　　　极度困难

*在实际的表格上，该横线长100 mm。
此表格经Fowler kennedy运动医学中心许可复制

图 84　西安大略省肩袖指数问卷（WORC）

第三部分 工作

以下问题是关于您肩关节问题对您家庭工作内外的影响程度。请用斜线在横线的相应位置标记出您过去一周所经受的程度。

11. 您平时在室内或是院子里进行日常活动时，存在多大程度的困难？

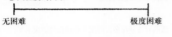

无困难   极度困难

12. 当您进行需要手举过头顶的工作时存在多大的困难？

无困难   极度困难

13. 您在多大程度上用健侧手臂来代偿受伤侧的功能？

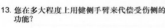

根本不   持续的

14. 当您从地上或是低于肩关节的高度举起重物时，存在多大困难？

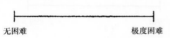

无困难   极度困难

第四部分 生活方式

患者须知：以下问题是关于肩关节问题对您生活方式的影响程度。请用斜线在横线的相应位置标记出您过去一周所经受的程度。

15. 因为肩关节的问题，您存在多大程度的睡眠困难？

无困难   极度困难

16. 因为肩关节的问题，您在做发型时存在多大的困难？

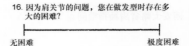

无困难   极度困难

17. 您在和家人朋友们嬉戏打闹时，存在多大程度的困难？

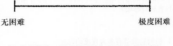

无困难   极度困难

18. 您在穿衣、脱衣的时候，存在多大程度的困难？

无困难   极度困难

第五部分 情绪

患者须知：以下问题是关于您过去一周的内心感受。请用斜线在横线的相应位置标记出您的回答。

19. 因为肩关节的问题，您在多大程度上感觉到沮丧？

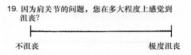

不沮丧   极度沮丧

20. 因为肩关节的问题，您在多大程度上感觉到郁郁寡欢？

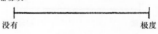

没有   极度

21. 因为肩关节的问题的影响，您在多大程度上担心您的职业或工作？

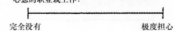

完全没有   极度担心

图 84 （续）

在临床研究中应将该评估工具作为这一类患者群体治疗效果的主要预后指标，与此同时，该工具在临床应用中监测患者病情方面的作用同样值得肯定。

19.18　肩袖相关生活质量评估问卷（RC–QOL）[59]*

特定疾病问卷的编制 RC-QOL

该 RC-QOL 问卷的编制涵盖了项目的设计、项目的缩减、预测试、测试与重测的可靠性分析几个过程。问题项的制定主要通过以下过程产生：对文献进行透彻回顾，在肩袖疾病领域中同经验丰富的临床医生进行讨论，对类似特定疾病的患者的生活质量疗效评估进行修改，以及对一群不同肩袖疾病的患者进行直接登记。这些肩袖疾病涵盖了从原发撞击性肌腱病到巨大肩袖缺损等病症。根据这些记录可得到一些与肩袖问题、患者一般生活质量问题直接相关的项目。这些项目被纳入初步的调查问卷中，在该问卷中使用的是标准的 100 分视觉模拟量表（VAS）的问答形式。

该初步问卷随后在另一组登记为肩袖疾病的 20 名患者中进行了调查和预测试。每位患者都接受了来自问卷调查者中一员进行的结构式访谈。访谈的内容包括五个方面的问题：这些问题项目的设置在语义上是否恰当，这些项目对患者的生活质量的评估是否有价值，患者能否理解这些设置的问题，以及患者是否建议对问卷进行任何内容上的修改等。

然后编制了一份修订后的包含 55 个项目的问卷，它是通过标准的问卷编制方法得到的，该问卷使用的是 VAS 的问答形式。基于质量和数量标准上的考虑，需要将该 55 个项目的问卷缩减成篇幅更小、更易于执行的问卷。定性标准包括：各项目在评估患者生活质量问题中的价值性，各项目对患者评估的价值性，以及对最后一组项目中的冗余或有歧义的部分的删除。定量标准则是对问题项的可靠性进行的测评。

结果的可靠性是通过对 30 名被登记为肩袖疾病的患者进行的问卷调查来确定的。该问卷是在两个不同的场合下进行调查，时间的间隔是 2 周，这样可以评估其测试 / 重测的可靠性。问卷信度的分析包括计算出每个问题的平均差异和总分（最高为

100 分）。要先确定的是，任何平均误差大于等于 15% 的问题项都要从最终的问卷中删除。

然后，在进行第二部分的调查时，使用上述所得到的问卷，以确定其效度，并对效度的两个组分进行测试。假设 RC-QOL 能够对肩袖的大部分撕裂和巨大撕裂进行区分，那么通过这种方法，可以对该问卷的辨别效度进行评估。

该 RC-QOL 问卷的项目数由 55 个缩减到 34 个；基于质量和数量标准上的考虑，删除了在初始问卷测试 / 重测中可靠性差、冗余或价值性差的 21 个项目。最后得到一份有 34 项问题的问卷，它的总体平均误差是 5.05%；这表示所得总分存在 5 分的误差（满分为 100 分）。两次问卷调查的总体平均值几乎相同（58.84 *vs.* 59.63），对问题的回答结果呈正态分布。

最后，这 34 个问题项被分成五个独立的问题栏，代表着与肩袖疾病相关的生活质量的不同情况。这些问题的内容包括：

第一部分：肩袖相关生活质量评估

该部分与您的症状和体征相关。

1. 当您的肩关节进行长时间的活动后（例如超过半个小时），肩关节感受到的疼痛有多严重？

0 ━━━━━━━━━━━ 100 N/A
非常疼痛　　　　　完全没有

2. 就您肩关节的整体功能而言，您在多大程度上受到肩关节的僵硬或活动度缺失的困扰？

0 ━━━━━━━━━━━ 100
非常困扰　　　　　完全没有

3. 就您肩关节的整体功能而言，考虑到您的肌力，您的肩关节在多大程度上存在无力？

0 ━━━━━━━━━━━ 100
非常无力　　　　　完全没有无力

4. 当您在洗澡或淋浴的时候，您的肩关节存在多大程度的疼痛或困难？

0 ━━━━━━━━━━━ 100
非常疼痛/困难　　　完全无痛/没有困难

5. 当您穿衣或脱衣时，您的肩关节存在多大程度的疼痛或困难？

0 ━━━━━━━━━━━ 100
非常疼痛/困难　　　完全无痛/没有困难

6. 当您将皮带穿戴过裤腰上的环时，您的肩关节存在多大程度的疼痛或困难？

0 ━━━━━━━━━━━ 100
非常疼痛/困难　　　完全无痛/没有困难

7. 当您切食物准备餐食或用餐过程中，您的肩关节存在多大程度的疼痛或困难？

0 ━━━━━━━━━━━ 100
非常疼痛/困难　　　完全无痛/没有困难

8. 当您在做家务时（如拖地、吸地毯、熨衣服、铺床、擦洗锅盘、清洁浴缸马桶等），您的肩关节存在多大程度的疼痛或困难？

0 ━━━━━━━━━━━ 100 N/A
非常疼痛/困难　　　完全无痛/没有困难

9. 当您单手搬运4.5～6.8 kg的物品（10～15磅）时（如单手提公文包、小手提箱或购物袋时），您搬运物品一侧的肩关节存在多大程度的疼痛或困难？

━━━━━━━━━━━ 100

图 85　肩袖相关生活质量评估（RC-QOL）

246

第二部分

非常疼痛/困难　　　　　完全无痛/没有困难

10. 当您在割草、耙草或铲雪时，您的肩关节存在多大程度的疼痛或困难？

0 ——————————————— 100 N/A
非常疼痛/困难　　　　　完全无痛/没有困难

11. 因为肩关节的问题，您存在疼痛或入睡困难吗？

0 ——————————————— 100
非常疼痛　　　　　完全无痛/没有困难

12. 因为您的肩关节问题而从睡眠中被唤醒吗？

0 ——————————————— 100
总被唤醒　　　　　从未被唤醒

13. 当您驾驶摩托车时，您的肩关节存在多大程度的疼痛或困难？

0 ——————————————— 100 N/A
非常疼痛/困难　　　　　完全无痛/没有困难

14. 当您使用患肢打开或者关闭一扇门时，您的肩关节存在多大程度的疼痛或困难？

0 ——————————————— 100
非常疼痛/困难　　　　　完全无痛/没有困难

15. 当您使用患肢触及某个地方（例如进入汽车后排）时，您的肩关节存在多大程度的疼痛或困难？

0 ——————————————— 100
非常疼痛/困难　　　　　完全无痛/没有困难

16. 您觉得用0到100来整体评估您肩关节疼痛的水平，最恰当的分数是多少？

0 ——————————————— 100
非常疼痛/困难　　　　　完全无痛/没有困难

您还有其他一些肩关节症状或体征问题需要说明吗？

——————————————————
——————————————————
——————————————————
——————————————————

以下问题与您的工作或职业有关。这些问题会询问您的工作能力以及您的肩关节在多大程度上对您当前工作有影响。如果您是全日制学生或家庭主妇，请将这些情况与您的兼职工作放在一起考虑。请对最近三个月的情况进行考虑。如果您不是因为肩关节的原因而没有进行工作，请直接跳到第21题进行作答。
提示：用斜杠在0到100之间最能代表您情况的分数点进行标记。

17. 当您的手臂处于肩关节水平的高度进行工作时，您的肩关节存在多程度的疼痛或困难？

0 ——————————————— 100 N/A
非常疼痛/困难　　　　　完全无痛/没有困难

18. 当您的手臂在高于肩关节水平的高度进行工作时，您的肩关节存在多大程度的疼痛或困难？

0 ——————————————— 100 N/A
非常疼痛/困难　　　　　完全无痛/没有困难

19. 您在多大程度上关注您因为肩关节问题或再次受伤的请假时间？（如果您因为肩关节的问题而无法工作，请在最左侧划斜线）

0 ——————————————— 100 N/A
极度关注　　　　　根本不关注

20. 您有多少时间担心在工作中所做的活动会导致肩关节的状况恶化？（如果您因为肩关节的问题而无法工作，请在最左侧划斜线）

0 ——————————————— 100 N/A
一直担心　　　　　从不担心

您还有其他职业问题需要解决吗？

——————————————————
——————————————————
——————————————————
——————————————————

第三部分

下列问题与您的娱乐活动、运动（或比赛）方面有关。这些问题会询问您因肩关节的疼痛而影响您的功能及

图 85　（续）

①症状和体征的主诉；②运动和娱乐；③工作相关问题；④生活方式问题；⑤社会和情感问题（图 85）。在问卷编制的各个阶段，都是患者进行的直接记录，故认为设置的所有问题都具有表面效度。

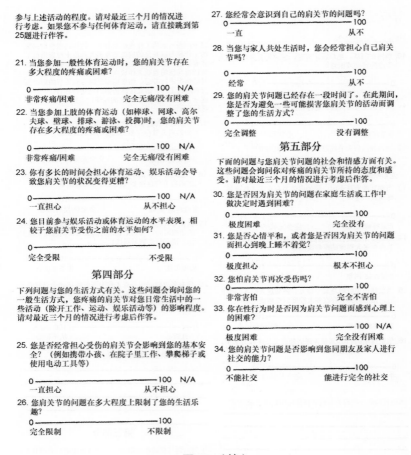

参与上述活动的程度。请对最近三个月的情况进行考虑。如果您不参与任何体育运动，请直接跳到第25题进行作答。

21. 当您参加一般性体育运动时，您的肩关节存在多大程度的疼痛或困难？

0————————100 N/A
非常疼痛/困难　　　　　完全无痛/没有困难

22. 当您参加上肢的体育运动（如棒球、网球、高尔夫球、壁球、排球、游泳、投掷）时，您的肩关节存在多大程度的疼痛或困难？

0————————100 N/A
非常疼痛/困难　　　　　完全无痛/没有困难

23. 你有多长时间会担心体育运动、娱乐活动会导致您肩关节的状况变得更糟？

0————————100 N/A
一直担心　　　　　　　从不担心

24. 您目前参与娱乐活动或体育运动的水平表现，相较于您肩关节受伤之前的水平如何？

0————————100
完全受限　　　　　　　不受限

第四部分

下列问题与您的生活方式有关。这些问题会询问您的一般生活方式，您疼痛的肩关节对您日常生活中的一些活动（除开工作、运动、娱乐活动等）的影响程度。请对最近三个月的情况进行考虑后作答。

25. 您是否经常担心受伤的肩关节会影响到您的基本安全？（例如携带小孩、在院子里工作、攀爬梯子或使用电动工具等）

0————————100 N/A
一直担心　　　　　　　从不担心

26. 您肩关节的问题在多大程度上限制了您的生活乐趣？

0————————100
完全限制　　　　　　　不限制

27. 您经常会意识到自己的肩关节的问题吗？

0————————100
一直　　　　　　　　　从不

28. 当您与家人共处生活时，您会经常担心自己肩关节吗？

0————————100
经常　　　　　　　　　从不

29. 您的肩关节问题已经存在一段时间了。在此期间，您是否为避免一些可能损害您肩关节的活动而调整了您的生活方式？

0————————100
完全调整　　　　　　　没有调整

第五部分

下面的问题与您肩关节问题的社会和情感方面有关。这些问题会询问你对疼痛的肩关节所持的态度和感受。请对最近三个月的情况进行考虑后作答。

30. 您是否因为肩关节的问题在家庭生活或工作中做决定时遇到困难？

0————————100
极度困难　　　　　　　完全没有

31. 您是否心情平和，或者您是否因为肩关节的问题而担心到晚上睡不着觉？

0————————100
极度担心　　　　　　　根本不担心

32. 您怕肩关节再次受伤吗？

0————————100
非常害怕　　　　　　　完全不害怕

33. 你在性行为时是否因为肩关节问题而感到心理上的困难？

0————————100 N/A
极度困难　　　　　　　完全没有困难

34. 您的肩关节问题是否影响到您同朋友及家人进行社交的能力？

0————————100
不能社交　　　　　　　能进行完全的社交

图 85　（续）

19.19　西安大略省肩关节骨关节炎指数问卷（WOOS）[80]

该研究的目的是编制和验证一种针对肩关节骨关节炎（osteoarthritis，OA）的生活质量评分工具。

在肩关节骨关节炎患者的临床研究中，此评分工具由特定的研究方法编制，可用于做主要的预后评估，包括：①确定特定的患者群体；②生成问题项；③缩减问题项；④对初步问卷进行预测试；⑤确定最终问卷的有效性、可靠性和反应度。

最终的问卷有 19 个问题项，分属四栏（其中 6 项关于疼痛和体征，5 项关于运动、娱乐活动和工作，5 项关于生活方式、3 项关于情感（图 86）。答卷时间约为 10 min。

在最终的问卷里，各问题的相应得分从 0 分到 100 分不等（采用 100 mm 长的视觉模拟评分表进行评估），由于权重相等，无需再乘以其他数字。分数相加得出总分 1900。

最高症状得分为 1900 分，最佳得分或无症状的得分为 0 分。为了更具有临床应用意义，可以用百分比的形式来表示，即用 1900 分减去总得分，然后除以 1900，再乘以 100 就得出最终的百分比。例如，总得分为 450 分的患者所得的百分比为：

$$\frac{(1900 - 450)}{1900} \times 100 = 76.3\%$$

该评分工具有特定的说明，可供受试者在进行测试之前阅读。如果患者对任何问题的含义存有疑虑，还可以参考补充说明。该评分工具也给临床医生提供了特定说明，用以指导对患者进行评分。这些特点可使所有受试者的评定更加一致，必要时也可以通过邮件的方式进行评估。因此，使用该评分工具得到的结果可以在不同的中心之间进行比较。

该问卷是一种严格设计且有效、可靠、反应快的评分工具，适用于肩关节骨关节炎患者。由于患者自身对健康状况变化的感知是评价治疗成功与否最重要的指标，我们建议该评分工具可用作临床研究中对这类患者群体治疗的主要预后评估。因为其属性特征决定，可以在临床中使用。

A节：体征

以下问题与您因肩关节问题所致的体征有关。在下列所有的问题中，请标记您上周所经历的体征程度（请用斜杠"/"在横线的相应处标记您的答案）

1. 在活动过程中，您的肩关节存在多大程度的疼痛？

无痛　　　　　　　　　　　　　极度疼痛

2. 您的肩关节存在多大程度的持续不断的疼痛？

无痛　　　　　　　　　　　　　极度疼痛

3. 您觉得您的肩关节存在多大程度的无力？

没有无力　　　　　　　　　　　极度无力

4. 您的肩关节存在多大程度的僵硬？

不僵硬　　　　　　　　　　　　极度僵硬

5. 您的肩关节存在多大程度的难以忍受的状态？

没有　　　　　　　　　　　　　极度

6. 您的肩关节在多大程度上受天气的影响？

不受影响　　　　　　　　　　　极度受影响

B节：运动/娱乐/工作

以下问题询问您的肩关节问题在过去一周的时间段里对您的运动或娱乐活动有怎样的影响（请用斜杠"/"在横线的相应处标记您的答案）

7. 您在肩关节水平以上高度工作或触及物体时存在多大困难？

没有困难　　　　　　　　　　　极度困难

8. 您在在肩关节水平以下提起物品时遇到多大困难（例如食品袋、垃圾桶）？

没有困难　　　　　　　　　　　极度困难

9. 因为肩关节的原因，您在进行肩关节水平以下的重复性动作(如耙地、扫地或洗地板)时遇到多大困难？

没有困难　　　　　　　　　　　极度困难

10. 因为肩关节的原因，您在进行用力推拉的动作时遇到多大困难？

没有困难　　　　　　　　　　　极度困难

11. 运动后肩关节疼痛的加剧会给您带来多大程度的麻烦？

根本没有　　　　　　　　　　　极度麻烦

图86　西安大略省肩关节骨关节炎指数评分问卷（WOOS）

C节：生活方式

以下问题与您因肩部问题所致的生活方式改变有关。请标记您上周所经历的体征程度（请用斜杠"／"在横线的相应处标记您的答案）

12. 您因肩关节原因入睡有多大困难？

没有困难　　　　　　　　　　极度困难

13. 由于肩关节的问题，您在发型设计上遇到多大困难？

没有困难　　　　　　　　　　极度困难

14. 您因肩关节的原因，要保持您想要的健康水平有多困难？

没有困难　　　　　　　　　　极度困难

15. 您因肩关节的原因，当伸手到后面将衬衫塞进裤子、从后兜里拿钱包或整理衣服时，您有多困难？

没有困难　　　　　　　　　　极度困难

16. 您穿衣服或脱衣服有多大困难？

没有困难　　　　　　　　　　极度困难

D节：情感

以下问题是在上周的时间段内，关于您肩关节的问题，您有怎样的心理感受（请用斜杠"／"在横线的相应处标记）

17. 您因肩关节的原因，感觉到多沮丧？

不沮丧　　　　　　　　　　极度沮丧

18. 您有多担心未来您的肩关节会发生什么？

根本不担心　　　　　　　　极度担心

19. 您觉得您给别人带来了多大程度的负担？

根本没有　　　　　　　　　极度的负担

图 86　（续）

（权炼　译　扶世杰　校）

251

参考文献

1. Allman, F.L., Jr.: Fractures and ligamentous injuries of the clavicle and its articulation. J Bone Joint Surg Am, 49(4): 774–784, 1967
2. Amstutz, H.C., Sew Hoy, A.L., Clarke, I.C.: UCLA anatomic total shoulder arthroplasty. Clin Orthop Relat Res, (155): 7–20, 1981
3. Antuna, S.A., Sperling, J.W., Cofield, R.H., Rowland, C.M.: Glenoid revision surgery after total shoulder arthroplasty. J Shoulder Elbow Surg, 10(3): 217–224, 2001
4. Arlet, J., and Ficat, P.: Diagnosis of primary femur head osteonecrosis at stage 1 (preradiologic stage). Rev Chir Orthop Reparatrice Appar Mot, 54(7): 637–648, 1968 [in French]
5. Bayley, I.: The classification of shoulder instability: new light through old windows. In: 17th Congress of the European Society for Surgery of the Shoulder and the Elbow. Edited by Habermeyer, P., Magosch, P, Heidelberg, Germany, 2003
6. Bayley, I., Fisher, K, Tsutsui, H, Matthews, J: Functional biofeedback in the management of habitual shoulder instability: a pilot study. In: Third International Conference on Surgery of the Shoulder. Edited by Takagishi, N., pp. 312–317. Fukuoka, Japan, Professional Postgraduate Services, K.K., 1986
7. Bayne, O., Bateman J.E.: Long term results of surgical repair of full thickness rotator cuff tears. In: Surgery of the shoulder, pp. 167–171. Edited by Bateman, J.E., Welsch, RP. Philadelphia, Saint Louis, Toronto, London, B.C. Decker Inc., The C.V. Mosby Company, 1984
8. Bennett, W.F.: Subscapularis, medial, and lateral head coracohumeral ligament insertion anatomy. Arthroscopic appearance and incidence of "hidden" rotator interval lesions. Arthroscopy, 17(2): 173–180, 2001
9. Bigliani, L.U., Morrison, D.S., April, E.W.: The morpholoy of the acromion and rotator cuff impingement. Orthop Trans, 10: 228, 1986
10. Bigliani, L.U., Newton, P.M., Steinmann, S.P., Connor, P.M., McLlveen, S.J.: Glenoid rim lesions associated with recurrent anterior dislocation of the shoulder. Am J Sports Med, 26(1): 41–45, 1998
11. Bigliani, L.U., Ticker, J.B., Flatow, E.L., Soslowsky, L.J., Mow, V.C.: The relationship of acromial architecture to rotator cuff disease. Clin Sports Med, 10(4): 823–838, 1991
12. Boehm, D.: Scores. In: Schulter: das Standardwerk für Klinik und Praxis, pp. 98–104. Edited by Gohlke, F., Hedtmann, A. Stuttgart, New York, Thieme, 2002
13. Boehm, D., Wollmerstedt, N., Doesch, M., Handwerker, M., Mehling, E., Gohlke, F.: Development of a questionnaire based on the Constant-Murley Score for self-evaluation of shoulder function by patients. Unfallchirurg, 107(5): 397–402, 2004 [in German]
14. Boileau, P., Lafosse, L., Merg, M: Arthroscopic classification of Labro-ligamentous

lesions associated with chronic anterior instability of the shoulder. In: Nice shoulder course, pp. 35–46. Edited by Boileau. Nice, France, Sauramps médical, 2003

15. Boileau, P., Trojani, C., Walch, G., Krishnan, S. G., Romeo, A., Sinnerton, R.: Shoulder arthroplasty for the treatment of the sequelae of fractures of the proximal humerus. J Shoulder Elbow Surg, 10(4): 299–308, 2001

16. Bosworth, B.: Calcium deposits in the shoulder and subacromial bursitis. J Am Med Assoc, 2477–2484, 1941

17. Brunner, U., Scheiberer, L: Humeruskopffraktur. In: Schulterchirurgie, pp. 239–260. Edited by Habermeyer, P., Schweiberer, L. München, Wien, Baltimore, Urban und Schwarzenberg, 1996

18. Burkhart, S. S., De Beer, J. F.: Traumatic glenohumeral bone defects and their relationship to failure of arthroscopic Bankart repairs: significance of the inverted-pear glenoid and the humeral engaging Hill-Sachs lesion. Arthroscopy, 16(7): 677–694, 2000

19. Calandra, J. J., Baker, C. L., Uribe, J.: The incidence of Hill-Sachs lesions in initial anterior shoulder dislocations. Arthroscopy, 5(4): 254–257, 1989

20. Cierny G. M. J., Pennick J.: A clinical staging system for adult osteomyelitis. Contemp Orthop, 5: 17, 1985

21. Cofield, R. H.: Subscapular muscle transposition for repair of chronic rotator cuff tears. Surg Gynecol Obstet, 154(5): 667–672, 1982

22. Collins, S. L., Moore, R. A., McQuay, H. J.: The visual analogue pain intensity scale: What is moderate pain in millimetres? Pain, 72(1–2): 95–97, 1997

23. Constant, C. R., Murley, A. H.: A clinical method of functional assessment of the shoulder. Clin Orthop Relat Res, (214): 160–164, 1987

24. Craig, E. V.: Fractures of the clavicle. In: The shoulder, pp. 367–412. Edited by Rockwood, C. A., Jr., Matsen F. A., III, pp. 367–412. Philadelphia, London, Toronto, Montreal, Sydney, Tokyo, W.B. Saunders Company, 1990

25. Cruess, R. L.: Osteonecrosis of bone. Current concepts as to etiology and pathogenesis. Clin Orthop Relat Res, 208: 30–39, 1986

26. Dawson, J., Fitzpatrick, R., Carr, A.: The assessment of shoulder instability. The development and validation of a questionnaire. J Bone Joint Surg Br, 81(3): 420–426, 1999

27. Dawson, J., Fitzpatrick, R., Carr, A.: Questionnaire on the perceptions of patients about shoulder surgery. J Bone Joint Surg Br, 78(4): 593–600, 1996

28. DePalma, A.: Regional, variational, and surgical anatomy. In: Surgery of the shoulder, pp. 35–64. Edited by DePalma, A., pp 35–64. Philadelphia, J. B. Lippincott Company, 1983

29. DePalma A. F., Callery G., Bennett G. A.: Variational anatomy and degenerative lesions of shoulder joint. Instr Course Lect: 255–281, 1949

30. DeCloux M. P., Lemerle M. P.: Omoplate. Lille Chir, 11: 215–227, 1956

31. DePalma, A. F.: Surgical anatomy of acromioclavicular and sternoclavicular joints. Surg Clin North Am, 43: 1541–1550, 1963

32. Ellman, H.: Diagnosis and treatment of incomplete rotator cuff tears. Clin Orthop Relat Res, (254): 64–74, 1990

33. Ellman, H., Gartsman, G. M.: Open repair of full-thickness rotator cuff tears. Edited by Ellman, H., Gartsman, G. M., pp 181–202. Philadelphia, Baltimore, Hong Kong, London, Munich, Sydney, Tokyo, Lea and Febiger, 1993

34. Ellman, H., Gartsman, G. M.: Treatment of partial-thickness rotator cuff tears: arthroscopic and mini-open. Edited by Ellman, H., Gartsman, G. M., pp. 155–180. Philadelphia, Baltimore, Hong Kong, London, Munich, Sydney, Tokyo, Lea and Febiger, 1993

35. Enneking, W. F., Spanier, S. S., Goodman, M. A.: A system for the surgical staging of musculoskeletal sarcoma. Clin Orthop Relat Res, 153: 106–120, 1980

36. Epstein, R. E., Schweitzer, M. E., Frieman, B. G., Fenlin, J. M., Jr., Mitchell, D. G.: Hooked acromion: prevalence on MR images of painful shoulders. Radiology, 187(2): 479–481, 1993

37. Euler, E., Rüedi, T.: Scapulafraktur. In: Schulterchirurgie, pp. 261–272. Edited by Habermeyer, P., Schweiberer, L., pp 261–272. München, Wien, Baltimore, Urban and Schwarzenberg, 1996

38. Favard, L., Lautmann, S., Clement, P.: Osteoarthritis with massive rotator cuff tear: the limitation of its current definitions. In: The cuff. Edited by Gazielly, D., Gleyze, P., Thomas, T., pp. 261–265. Paris, Elsevier, 1997

39. Fox, J., Romeo, A. A.: Arthroscopic subscapularis repair. In: Annual Meeting of the American Acadamy of Orthopeadic Surgeons. New Orleans, Louisiana, 2003

40. Franklin, J. L., Barrett, W. P., Jackins, S. E., Matsen, F. A., III: Glenoid loosening in total shoulder arthroplasty. Association with rotator cuff deficiency. J Arthroplasty, 3(1): 39–46, 1988

41. Friedman, R. J., Hawthorne, K. B., Genez, B. M.: The use of computerized tomography in the measurement of glenoid version. J Bone Joint Surg Am, 74(7): 1032–1037, 1992

42. Gächter, A.: Die Bedeutung der Arthroskopie beim Pyarthros. In 5. Deutsch–Österr.–Schweizerische Unfalltagung, pp. 132–136. Berlin, Heidelberg, New York, Springer, 1988

43. Gartner, J., Heyer, A.: Calcific tendinitis of the shoulder. Orthopade, 24(3): 284–302, 1995 [in German]

44. Gerber, C.: Les instabilites de l'épaule. Cahiers d'enseignement de la SOFCOT, 33: 51–74. Paris, Expansion Scientifique Francaise, 1988

45. Gerber, C., Nyffeler, R. W.: Classification of glenohumeral joint instability. Clin Orthop Relat Res, (400): 65–76, 2002

46. Gohlke, F., Essigkrug, B, Schmitz, F: The pattern of the collagen fiber bundles of the capsule of the glenohumeral joint. J Shoulder Elbow Surg, 3: 111–128, 1994

47. Goss, T. P.: Double disruptions of the superior shoulder suspensory complex. J Orthop Trauma, 7(2): 99–106, 1993

48. Goss, T. P.: Scapular fractures and dislocations: diagnosis and treatment. J Am Acad Orthop Surg, 3(1): 22–33, 1995

49. Goutallier, D., Postel, J. M., Bernageau, J., Lavau, L., Voisin, M. C.: Fatty muscle degeneration in cuff ruptures. Pre- and postoperative evaluation by CT scan. Clin Orthop Relat Res, 304: 78–83, 1994

50. Habermeyer, P., Gleyze, P., Rickert, M.: Evolution of lesions of the labrum–ligament complex in posttraumatic anterior shoulder instability: a prospective study. J Shoulder Elbow Surg, 8(1): 66–74, 1999

51. Habermeyer, P., Lehmann, L: Rotatorenmanschette, Rotatorenintervall und lange Bizepssehne. Edited by Habermeyer P., pp. 333–374. München, Jena, Urban und Fischer, 2002

51a. Habermeyer, P., Magosch, P., Lichtenberg, S.: Three dimensional glenoid deformity in patients with osteoarthritis. A radiographic analysis. J Bone Joint Surg A-2006

52. Habermeyer, P., Magosch, P., Pritsch, M., Scheibel, M.T., Lichtenberg, S.: Anterosuperior impingement of the shoulder as a result of pulley lesions: a prospective arthroscopic study. J Shoulder Elbow Surg, 13(1): 5–12, 2004

53. Habermeyer, P., Schiller, K, Schweiberer L: Rotatorenmanschette. In: Schulterchirurugie. Edited by Habermeyer, P., Krueger, P., Schweiberer, L., pp. 149–167. München, Wien, Baltimore, Urban und Schwarzenberg, 1990

54. Habermeyer, P., Walch G.: The biceps tendon and rotator cuff disease. In: Rotator cuff disorders. Edited by Burkead, W., Jr., pp. 142–159. Baltimore, Philadelphia, London, Paris, Bangkok, Buenos Aires, Hong Kong, Munich, Sydney, Tokyo, Warsaw, Williams and Wilkins, 1996

55. Hamada, K., Fukuda, H., Mikasa, M., Kobayashi, Y.: Roentgenographic findings in massive rotator cuff tears. A long-term observation. Clin Orthop Relat Res, 254: 92–96, 1990

56. Hattrup, S.J., Cofield, R.H.: Osteonecrosis of the humeral head: relationship of disease stage, extent, and cause to natural history. J Shoulder Elbow Surg, 8(6): 559–564, 1999

57. Hawkins, R., Schutte, J.P., Huckell, G.J., Abrams, J.: The assessment of glenohumeral translation using manual and fluoroscopic techniques. Orthop Trans, 12: 727, 1988

58. Hedtmann, A., Fett, H., Heers, G.: Läsionen im Bereich des Rotatorenintervalls und der langen Bizepssehne. In: Schulter: das Standardwerk für Klinik und Praxis. Edited by Gohlke, F., Hedtmann, A., Stuttgart, New York, Georg Thieme Verlag, 310–316, 2002

59. Hollinshead, R.M., Mohtadi, N.G., Vande Guchte, R.A., Wadey, V.M.: Two 6-year follow-up studies of large and massive rotator cuff tears: comparison of outcome measures. J Shoulder Elbow Surg, 9(5): 373–381, 2000

60. Hudak, P.L., Amadio, P.C., Bombardier, C.: Development of an upper extremity outcome measure: the DASH (disabilities of the arm, shoulder and hand) [corrected]. The Upper Extremity Collaborative Group (UECG). Am J Ind Med, 29(6): 602–608, 1996

61. Ideberg, R., Grevsten, S., Larsson, S.: Epidemiology of scapular fractures. Incidence and classification of 338 fractures. Acta Orthop Scand, 66(5): 395–397, 1995

62. Jager, M., Breitner, S.: Therapy related classification of lateral clavicular fracture. Unfallheilkunde, 87(11): 467–473, 1984 [in German]

63. Jakob, R., Kristiansen, T., Mayo, K., Ganz, R., Müller, M.E.: Classification and aspects of treatment of fractures of the proximal humerus. In: Surgery of the shoulder. Edited by Bateman, J., Welsh, R.P., pp. 330–343. Philadelphia, Toronto, Saint Louis, London, B.C. Decker Inc., The C.V. Mosby Company, 1984

64. Jobe, F.W., Giangarra, C.E., Kvitne, R.S., Glousman, R.E.: Anterior capsulolabral reconstruction of the shoulder in athletes in overhand sports. Am J Sports Med, 19(5): 428–434, 1991

65. Jobe, F.W., Jobe, C.M.: Painful athletic injuries of the shoulder. Clin Orthop Relat Res, (173): 117–124, 1983

66. Jobe, F.W., Kvitne, R.S., Giangarra, C.E.: Shoulder pain in the overhand or throwing athlete. The relationship of anterior instability and rotator cuff impingement. Orthop Rev, 18(9): 963–975, 1989

67. Katolik, L. I., Romeo, A. A., Cole, B. J., Verma, N. N., Hayden, J. K., Bach, B. R.: Normalization of the constant score. J Shoulder Elbow Surg, 14(3): 279–285, 2005

68. Kibler, W. B., McMullen, J.: Scapular dyskinesis and its relation to shoulder pain. J Am Acad Orthop Surg, 11(2): 142–151, 2003

69. Kirkley, A., Alvarez, C., Griffin, S.: The development and evaluation of a disease-specific quality-of-life questionnaire for disorders of the rotator cuff: the Western Ontario Rotator Cuff Index. Clin J Sport Med, 13(2): 84–92, 2003

70. Kirkley, A., Griffin, S., McLintock, H., Ng, L.: The development and evaluation of a disease-specific quality of life measurement tool for shoulder instability. The Western Ontario Shoulder Instability Index (WOSI). Am J Sports Med, 26(6): 764–772, 1998

71. Kjaersgaard-Andersen, P., Frich, L. H., Sojbjerg, J. O., Sneppen, O.: Heterotopic bone formation following total shoulder arthroplasty. J Arthroplasty, 4(2): 99–104, 1989

72. Kumar, S., Sperling, J. W., Haidukewych, G. H., Cofield, R. H.: Periprosthetic humeral fractures after shoulder arthroplasty. J Bone Joint Surg Am, 86-A(4): 680–689, 2004

73. Kvitne, R. S., Jobe, F. W., Jobe, C. M.: Shoulder instability in the overhand or throwing athlete. Clin Sports Med, 14(4): 917–935, 1995

74. L'Insalata, J. C., Warren, R. F., Cohen, S. B., Altchek, D. W., Peterson, M. G.: A self-administered questionnaire for assessment of symptoms and function of the shoulder. J Bone Joint Surg Am, 79(5): 738–748, 1997

75. Larsen, A., Dale, K., Eek, M.: Radiographic evaluation of rheumatoid arthritis and related conditions by standard reference films. Acta Radiol Diagn (Stockh), 18(4): 481–491, 1977

76. Lévigne C, Franceschi J.: Rheumatoid arthritis of the shoulder: radiological presentation and results of arthroplasty. In: Shoulder arthroplasty. Edited by Walch, G., Boileau, P., pp. 221–230. Berlin, Heidelberg, New York, Barcelona, Hong Kong, London, Milan, Paris, Singapore, Tokyo, Springer, 1999

77. Liberson, F.: Os acromiale: a contested anomaly. J Bone Joint Surg, 19: 683–689, 1937

78. Lichtenberg, S., Habermeyer, P: Operative Arthroskopie des Glenohumeralgelenks. In: Schulterchirurgie. Edited by Habermeyer, P., pp. 237–271. München, Jena, Urban und Fischer, 2002

79. Lippitt, S., Harryman D. T., Matsen, F. A.: A practical tool for evaluating function: the simple shoulder test. In: The shoulder: a balance of mobility and stability. Edited by Matsen, F. A., III, Fu, F. H., Hawkins, R. J., pp. 501–518. Rosemont, American Academy of Orthopaedic Surgeons, 1992

80. Lo, I. K., Griffin, S., Kirkley, A.: The development of a disease-specific quality of life measurement tool for osteoarthritis of the shoulder: the Western Ontario Osteoarthritis of the Shoulder (WOOS) index. Osteoarthritis Cartilage, 9(8): 771–778, 2001

81. Lundberg, B. J.: The frozen shoulder. Clinical and radiographical observations. The effect of manipulation under general anesthesia. Structure and glycosaminoglycan content of the joint capsule. Local bone metabolism. Acta Orthop Scand Suppl, 119: 1–59, 1969

82. Maffet, M. W., Gartsman, G. M., Moseley, B.: Superior labrum-biceps tendon complex lesions of the shoulder. Am J Sports Med, 23(1): 93–98, 1995

83. Marcus, N. D., Enneking, W. F., Massam, R. A.: The silent hip in idiopathic aseptic necrosis. Treatment by bone-grafting. J Bone Joint Surg Am, 55(7): 1351–1366, 1973

84. Matsen, F. A., III, Harryman, D. T., 2nd, Sidles, J. A.: Mechanics of glenohumeral instability. Clin Sports Med, 10(4): 783–788, 1991

85. Molé, D., Kempf, J. F., Gleyze, P., Rio, B., Bonnomet, F., Walch, G.: Results of endoscopic treatment of non-broken tendinopathies of the rotator cuff. 2. Calcifications of the rotator cuff. Rev Chir Orthop Reparatrice Appar Mot, 79(7): 532–541, 1993 [in French]

86. Molé, D., Roche, O., Riand, N., Lévigne, C., Walch, G.: Cemented glenoid component: results in osteoarthritis and rheumatoid arthritis. In: Shoulder arthroplasty. Edited by Walch, G., Boileau, P., pp. 163–171. Berlin, Heidelberg, New York, Barcelona, Hong Kong, London, Milan, Paris, Singapore, Tokyo, Springer, 1999

87. Morgan, C., Ramses, R. D., Snyder, S. J.: Anatomical variations of the glenohumeral ligaments. In: 58th Annual Meeting of the American Academy of Orthopeadic Surgeons. Anaheim, California, 1991

88. Morgan, C. D., Burkhart, S. S., Palmeri, M., Gillespie, M.: Type II SLAP lesions: three subtypes and their relationships to superior instability and rotator cuff tears. Arthroscopy, 14(6): 553–565, 1998

89. Moseley, H. F.: Shoulder lesions, vol 28. Edinburgh, Churchill Livingstone, 1972

90. Mudge, M. K., Wood, V. E., Frykman, G. K.: Rotator cuff tears associated with os acromiale. J Bone Joint Surg Am, 66(3): 427–429, 1984

91. Müller, M.: The comprehensive classification of fractures of long bones. In: Manual of internal fixation. Edited by Müller, M., Allgöwer, M., Schneider, R., Willenegger, H., pp. 118–125. Tokyo, Berlin, Heidelberg, New York, Springer-Verlag, 1988

92. Murthi, A. M., Vosburgh, C. L., Neviaser, T. J.: The incidence of pathologic changes of the long head of the biceps tendon. J Shoulder Elbow Surg, 9(5): 382–385, 2000

93. Neer II, C. S.: Displaced proximal humeral fractures. I. Classification and evaluation. J Bone Joint Surg Am, 52(6): 1077–1089, 1970

94. Neer II, C. S.: Four-segment classification of proximal humeral fractures: purpose and reliable use. J Shoulder Elbow Surg, 11(4): 389–400, 2002

95. Neer II, C. S.: Fracture of the distal clavicle with detachment of the coracoclavicular ligaments in adults. J Trauma, 3: 99–110, 1963

96. Neer II, C. S.: Fractures of the distal third of the clavicle. Clin Orthop Relat Res, 58: 43–50, 1968

97. Neer II, C. S.: Impingement lesions. Clin Orthop Relat Res, 173: 70–77, 1983

98. Neer II, C. S.: Nonunion of the clavicle. J Am Med Assoc, 172: 1006–1011, 1960

99. Neer II, C. S., Foster, C. R.: Inferior capsular shift for involuntary inferior and multidirectional instability of the shoulder. A preliminary report. J Bone Joint Surg Am, 62(6): 897–908, 1980

100. Neer II, C. S.: Dislocations. In: Shoulder reconstruction. Edited by Neer II, C. S., pp. 274–362. Philadelphia, London, Toronto, Montreal, Sydney, Tokyo, W.B. Saunders Company, 1990

101. Neer II, C. S.: Fractures. In: Shoulder reconstruction. Edited by Neer II, C. S., pp. 363–420. Philadelphia, London, Toronto, Montreal, Sydney, Tokyo, W.B. Saunders Company, 1990

102. Neer II, C. S.: Glenohumeral arthroplasty. In: Shoulder reconstruction. Edited by Neer II, C. S., pp. 143-271. Philadelphia, London, Toronto, Montreal, Sydney, Tokyo, W.B. Saunders Company, 1990

103. Neviaser, T. J.: Adhesive capsulitis. Orthop Clin North Am, 18(3): 439-443, 1987

104. Neviaser, T. J.: The anterior labroligamentous periosteal sleeve avulsion lesion: a cause of anterior instability of the shoulder. Arthroscopy, 9(1): 17-21, 1993

105. Neviaser, T. J.: The GLAD lesion: another cause of anterior shoulder pain. Arthroscopy, 9(1): 22-23, 1993

105a.Nové-Josserand, L., Basso, M.: Atraumatic avascular necrosis of the humeral head: clinical and radiographic classification. In: Walch, G., Boileau, P. (eds.): Shoulder arthroplasty, pp. 243-250. Berlin, Heidelberg, Springer, 1999

106. Outerbridge, R. E.: The etiology of chondromalacia patellae. J Bone Joint Surg Br, 43-B: 752-757, 1961

107. Patte, D.: Classification of rotator cuff lesions. Clin Orthop Relat Res, (254): 81-86, 1990

108. Ramsey, M., Klimkiewicz, J. J.: Posterior instability: diagnosis and management. In: Disorders of the shoulder: diagnosis and management. Edited by Iannotti, J., Williams, G. R., pp. 295-319. Philadelphia, Lippincott Williams & Wilkins, 1999

109. Reeves, B.: The natural history of the frozen shoulder syndrome. Scand J Rheumatol, 4(4): 193-196, 1975

110. Rengachary, S. S., Burr D., Lucas, S., Hassanein, K. M., Mohn, M. P., Matzke, H.: Suprascapular entrapment neuropathy: a clinical, anatomical, and comparative study. Neurosurgery, 5: 447-451, 1979

111. Research Committee, A. S. E. S., Richards, R. R., An, K. N., Bigliani, L. U., Friedman R. J., Gartsman, G. M., Gristina A. G., Iannotti, J. P., Mow, V. C., Sidles J. A., Zuckerman, J. D.: A standardized method for the assessment of shoulder function. J Shoulder Elbow Surg, 3: 347-352, 1994

112. Revill, S. I., Robinson, J. O., Rosen, M., Hogg, M. I.: The reliability of a linear analogue for evaluating pain. Anaesthesia, 31(9): 1191-1198, 1976

113. Roach, K. E., Budiman-Mak, E., Songsiridej, N., Lertratanakul, Y.: Development of a shoulder pain and disability index. Arthritis Care Res, 4(4): 143-149, 1991

114. Robinson, C. M.: Fractures of the clavicle in the adult. Epidemiology and classification. J Bone Joint Surg Br, 80(3): 476-484, 1998

115. Rockwood, C. A., Jr., Williams G. R., Young, D. C.: Injuries of the acromioclavicular Joint. In: Fractures in adults. Edited by Rockwood, C. A. J., Green D. P., Bucholz, R. W., Heckmann, J. D., pp. 1341-1414. Philadelphia, New York, Lippincott-Raven, 1996

115a.Rockwood, C. A., Jr., Wirth, M. A.: Injuries to the Sternoclavicular Joint. In: Fractures in adults. Edited by Rockwood, C. A. Jr., Green, D. P., Bucholz, R. W., Heckmann, J. D., pp. 1415-1471. Philadelphia, New York, Lippincott-Raven, 1996

116. Rowe, C. R., Patel, D., Southmayd, W. W.: The Bankart procedure: a long-term end-result study. J Bone Joint Surg Am, 60(1): 1-16, 1978

117. Samilson, R. L., Prieto, V.: Dislocation arthropathy of the shoulder. J Bone Joint Surg Am, 65(4): 456-460, 1983

118. Schneeberger, A. G., Hersche, O., Gerber, C.: The unstable shoulder. Classification and therapy. Orthopade, 26(10): 909-914, 1997 [in German]

119. Silliman, J. F., Hawkins, R. J.: Classification and physical diagnosis of instability of the shoulder. Clin Orthop Relat Res, 291: 7-19, 1993

120. Sirveaux, F., Favard, L., Oudet, D., Huquet, D., Walch, G., Mole, D.: Grammont inverted total shoulder arthroplasty in the treatment of glenohumeral osteoarthritis with massive rupture of the cuff. Results of a multicentre study of 80 shoulders. J Bone Joint Surg Br, 86(3): 388–395, 2004

121. Snyder, S. J.: Arthroscopic classification of rotator cuff lesions and surgical decision making. In: Shoulder arthroscopy. Edited by Snyder, S. J., pp. 201–207. Philadelphia, Lippincott Williams and Wilkins, 2003

122. Snyder, S. J.: Labral lesions (non-instability) and SLAP lesions. In: Shoulder arthroscopy. Edited by Snyder, S. J., pp. 115–132. New York, St. Louis, San Francisco, Auckland, Bogotá, Caracas, Lisbon, London, Madrid, Mexico City, Milan, Montreal, New Delhi, Paris, San Juan, Singapore, Sydney, Tokyo, Toronto, McGraw-Hill, 1994

123. Snyder, S. J.: Superior labrum, anterior to posterior lesions of the shoulder. In: Shoulder arthroscopy. Edited by Snyder, S. J., pp. 147–165. Philadelphia, Baltimore, New York, London, Buenos Aires, Hong Kong, Sydney, Tokyo, Lippincott Williams and Wilkins, 2003

124. Sperling, J. W., Cofield, R. H., O'Driscoll, S. W., Torchia, M. E., Rowland, C. M.: Radiographic assessment of ingrowth total shoulder arthroplasty. J Shoulder Elbow Surg, 9(6): 507–513, 2000

125. Stutz, G., Kuster, M. S., Kleinstuck, F., Gachter, A.: Arthroscopic management of septic arthritis: stages of infection and results. Knee Surg Sports Traumatol Arthrosc, 8(5): 270–274, 2000

126. Tan, V., Pepe, M. D., Esterhai, J. L., Jr.: Sepsis of the shoulder girdle. In: Disorders of the shoulder: diagnosis and management. Edited by Iannotti, J., Williams, G. R., pp. 951–976. Philadelphia, Baltimore, New York, London, Buenos Aires, Hong Kong, Sydney, Tokyo, Lippincott Williams and Wilkins, 1998

127. Thomas, S. C., Matsen, F. A., III: An approach to the repair of avulsion of the glenohumeral ligaments in the management of traumatic anterior glenohumeral instability. J Bone Joint Surg Am, 71(4): 506–513, 1989

128. Thomazeau, H., Rolland, Y., Lucas, C., Duval, J. M., Langlais, F.: Atrophy of the supraspinatus belly. Assessment by MRI in 55 patients with rotator cuff pathology. Acta Orthop Scand, 67(3): 264–268, 1996

129. Tossy, J. D., Mead, N. C., Sigmond, H. M.: Acromioclavicular separations: useful and practical classification for treatment. Clin Orthop Relat Res, 28: 111–119, 1963

130. Uhthoff, H. K., Loehr, J. W.: Calcific tendinopathy of the rotator cuff: pathogenesis, diagnosis, and management. J Am Acad Orthop Surg, 5(4): 183–191, 1997

131. Vangsness, C. T., Jr., Jorgenson, S. S., Watson, T., Johnson, D. L.: The origin of the long head of the biceps from the scapula and glenoid labrum. An anatomical study of 100 shoulders. J Bone Joint Surg Br, 76(6): 951–954, 1994

132. Visotsky, J. L., Basamania, C., Seebauer, L., Rockwood, C. A., Jensen, K. L.: Cuff tear arthropathy: pathogenesis, classification, and algorithm for treatment. J Bone Joint Surg Am, 86-A Suppl 2: 35–40, 2004

133. Walch, G.: Directions for the use of the quotation of anterior instabilities of the shoulder. In: First Opne Congress of the European Society of Surgery of the Shoulder and Elbow, pp. 51–55. Paris, 1987

134. Walch, G., Badet, R., Boulahia, A., Khoury, A.: Morphologic study of the glenoid in primary glenohumeral osteoarthritis. J Arthroplasty, 14(6): 756–760, 1999

135. Wallace, W. A., Barton, J. B., Wiley, A. M.: The power available during movement

of the shoulder. In: Surgery of the shoulder. Edited by Bateman, J.E., Welsch, R.P., pp. 1-5. Toronto, C.V. Mosby, 1984

136. Wilde, A., Borden, L.S., Brems, J.J.: Experience with the Neer total shoulder replacement. In: Surgery of the shoulder. Edited by Bateman, J.E., Welsch, R.P., pp. 224-228. Philadelphia, Toronto, B.C. Decker Inc., The C.V. Mosby Company, 1984

137. Wolf, E.M., Cheng, J.C., Dickson, K.: Humeral avulsion of glenohumeral ligaments as a cause of anterior shoulder instability. Arthroscopy, 11(5): 600-607, 1995

138. Wolf, R.E., Enneking, W.F.: The staging and surgery of musculoskeletal neoplasms. Orthop Clin North Am, 27(3): 473-481, 1996

139. Wright, T.W., Cofield, R.H.: Humeral fractures after shoulder arthroplasty. J Bone Joint Surg Am, 77(9): 1340-1346, 1995

140. Yamaguchi, K., Bindra, R.: Disorders of the biceps tendon. In: Disorders of the shoulder: diagnosis and management Edited by Iannotti, J., Williams, G.R., pp. 159-190. Philadelphia, Baltimore, New York, London, Buenos Aires, Hong Kong, Sydney, Tokyo, Lippincott Williams and Wilkins, 1999

141. Yian, E.H., Ramappa, A.J., Arneberg, O., Gerber, C.: The Constant score in normal shoulders. J Shoulder Elbow Surg, 14(2): 128-133, 2005

142. Zanetti, M., Gerber, C., Hodler, J.: Quantitative assessment of the muscles of the rotator cuff with magnetic resonance imaging. Invest Radiol, 33(3): 163-170, 1998

143. Zdravkovic, D., Damholt, V.V.: Comminuted and severely displaced fractures of the scapula. Acta Orthop Scand, 45(1): 60-65, 1974

144. Gerber C., Krushell R.: Isolated rupture of the tendon of the subscapularis muscle. J Bone Joint Surg (Br), 73: 389-394, 1991

145. Gagey O.J., Gagey N.: The hyperabduction test: an assessment of the laxity of the inferior glenohumeral ligament. J Bone Joint Surg, 82B: 69-74, 2001

146. Pande P., Hawkins R., Peat M.: Electromyography in voluntary posterior instability of the shoulder. Am J Sports Med, 17: 644-648, 1989

147. Ficat R.P., Arlet J.: Ischemia and necrosis of bone. In: Necrosis of the femoral head. Williams and Wilkins, p 53. Baltimore, 1980

148. Springfield D.S., Enneking W.J.: Surgery of aseptic necrosis of the femoral head. Clin Orthop, 130: 175, 1978

149. Cruess R.L.: Steroid induced avascular necrosis of the head of the humerus. J Bone Joint Surg, 58-B: 313, 1976